American Society
for Surgery of the Hand

# DIE HAND

Klinische Untersuchung und Diagnostik

Primärtherapie häufiger Erkrankungen
und Verletzungen

Übersetzt von Sigmund Polzer

Springer-Verlag
Berlin Heidelberg New York
London Paris Tokyo
Hong Kong Barcelona

American Society for Surgery of the Hand
3025 S. Parker Rd., Suite 65, Aurora, Colorado 80014 USA

Übersetzer:
Dr. med. Sigmund Polzer
Chirurgische Universitätsklinik Heidelberg
Funktionsbereich Handchirurgie
Im Neuenheimer Feld 110, 6900 Heidelberg 1



Mit 114 Abbildungen



This combined volume containing THE HAND: Primary Care of Common Problems: Second Edition (Revised Reprint) and THE HAND: Examination and Diagnosis: Third Edition is published by arrangement with Churchill Livingstone Inc., New York and Churchill Livingstone, London.



ISBN 3-540-52452-5 Springer-Verlag Berlin Heidelberg New York
ISBN 0-387-52452-5 Springer-Verlag New York Berlin Heidelberg

CIP-Titelaufnahme der Deutschen Bibliothek
Die *Hand* : klinische Untersuchung und Diagnostik; Primärtherapie häufiger Erkrankungen und Verletzungen / American Soc. for Surgery of the Hand; [American Soc. for Surgery of the Hand, Hand Surgery Manuals Comm., Continuing Education Div.]. Übers. von Sigmund Polzer. – Berlin; Heidelberg; New York; London; Paris; Tokyo; Hong Kong : Springer, 1990
Einheitssacht.: The hand ⟨dt.⟩
ISBN 3-540-52452-5 (Berlin . . .)
ISBN 0-387-52452-5 (New York . . .)
NE: Polzer, Sigmund [Übers.]; American Society for Surgery of the Hand; EST


Printed in Germany

Gesamtherstellung: Appl, Wemding

2124/3114-543210 – Gedruckt auf säurefreiem Papier

# Vorwort des Übersetzers

Die Handchirurgie hat sich in den letzten 20 Jahren zu einer breit gefächerten und wichtigen Disziplin innerhalb der Chirurgie entwickelt, wenn es auch im deutschsprachigen Raum den „Arzt für Handchirurgie“ (noch) nicht gibt.

Wesentliche Impulse hat sie aus den angelsächsischen Ländern erhalten. Durch weiterreichende Erkenntnisse in der funktionellen Anatomie und der Biomechanik der Hand ist die Diagnostik erheblich verfeinert worden. Technische Entwicklungen haben eine Vielzahl neuer Methoden in der Therapie ermöglicht. Dies führte auch zu einem enormen Anwachsen der speziellen Literatur.

Zumindest im deutschen Sprachraum gibt es bislang keine umfassende Darstellung der Handchirurgie, die noch überschaubar ist. Es ist deshalb ein großer Verdienst der Amerikanischen Gesellschaft für Handchirurgie, die Diagnostik und Erstbehandlung der Erkrankungen und Verletzungen der Hand in kurzer Form dargestellt zu haben.

Die Besonderheit dieses Buches liegt zum einen in der typischen angelsächsischen Klarheit und damit leicht verständlichen, didaktisch nicht zu übertreffenden Diktion, zum anderen in der Kürze, die jedoch nichts wesentliches ausläßt. Alle wichtigen Aspekte sind so beschrieben, daß der Text einfach zu lesen ist. Es wurde versucht, die amerikanische Darstellungsweise auch in der Übersetzung möglichst beizubehalten, wobei auf die wenigen bei uns abweichenden Methoden in Fußnoten eingegangen worden ist.

Im amerikanischen Original handelt es sich um zwei Bücher. Die Anamneseerhebung wird daher sowohl in Teil I als auch in Teil II angeführt. In der Chirurgie sind bereits die ganz spezielle Anamneseerhebung und die Untersuchungen auf die Therapie ausgerichtet, so daß im entsprechenden Kapitel in Teil II die Betonung auf zusätzlichen Aspekten liegt. Dies wurde auch in der Übersetzung beibehalten, selbst wenn dadurch gewisse Wiederholungen mit dem Anamnesekapitel in Teil I auftreten. Gleichzeitig wird damit die Wichtigkeit der Anamnese nochmals betont.

Der vorliegende Text ist für Studenten als ein erster Überblick über die Handchirurgie in hervorragender Weise geeignet. Mit großem Gewinn wird ihn aber auch der chirurgische Assistent in der Klinik immer wieder zu Rate ziehen wie auch der in der Praxis tätige Chirurg und der interessierte Praktische Arzt. Die großen Handbücher und Monographien zum Thema will und kann dieses Buch nicht ersetzen; es dient in idealer Weise zur Orientierung und ist ein wirklicher Wegweiser durch das immer größer werdende Gebiet der Handchirurgie.

S. Polzer

# Inhaltsverzeichnis

## Teil I Klinische Untersuchung und Diagnostik

## Teil II
## Primärtherapie häufiger Erkrankungen und Verletzungen

# Abkürzungen

| | |
|---|---|
| ADM | M. abductor digiti minimi |
| AdP | M. adductor pollicis |
| APB | M. abductor pollicis brevis |
| APL | M. abductor pollicis longus |
| CMC | karpometakarpal |
| DIP | distal-interphalangeal |
| ECRB | M. extensor carpi radialis brevis |
| ECRL | M. extensor carpi radialis longus |
| ECU | M. extensor carpi ulnaris |
| EDC | M. extensor digitorum communis |
| EDM | M. extensor digiti minimi |
| EIP | M. extensor indicis proprius |
| EPB | M. extensor pollicis brevis |
| EPL | M. extensor pollicis longus |
| FCR | M. flexor carpi radialis |
| FCU | M. flexor carpi ulnaris |
| FDM | M. flexor digiti minimi |
| FDP | M. flexor digitorum profundus |
| FDS | M. flexor digitorum superficialis |
| FPB | M. flexor pollicis brevis |
| FPL | M. flexor pollicis longus |
| IP | interphalangeal |
| MCP | metakarpophalangeal |
| ODM | M. opponens digiti minimi |
| OP | M. opponens pollicis |
| PCP | progressiv-chronische Polyarthritis |
| PIP | proximal-interphalangeal |
| PL | M. palmaris longus |
| TAM | totale aktive Beweglichkeit (total active motion) |
| TPM | totale passive Beweglichkeit (total passive motion) |

# Teil I
# Klinische Untersuchung und Diagnostik

# Einführung

Dieser Text enthält alles Wesentliche über die Anamnese und klinische Untersuchung der normalen, der erkrankten und der verletzten Hand. Es wird eine Methode für die gründliche systematische Untersuchung der Hand vorgestellt, so daß der Leser, mit einiger Übung und Praxis, Routine für die genaue Untersuchung erwerben kann, um zu einer spezifischen Diagnose zu gelangen.

Es beginnt mit einer kurzen Einführung in die Besonderheiten der Hand, dann folgt eine Darstellung der häufigeren Erkrankungen, eine kurze Beschreibung bestimmter Weichteilverletzungen, Frakturen, Verrenkungen und Deformitäten.

Die spezielle Therapie bei den einzelnen Diagnosen wird in Teil II behandelt. Der Leser wird, will er sein Studium intensivieren, auf die Standardtexte und die gängige Literatur der Handchirurgie verwiesen.

# 1. Anamnese und allgemeine Untersuchung

## Anamnese

Vor der Untersuchung der Hand muß eine detaillierte Anamnese des gegenwärtigen Problems erhoben werden:

- Wie alt ist der Patient, welchen Beruf übt er aus und was sind seine Hobbys? Welche Hand ist die dominierende? Gibt es frühere Erkrankungen oder Verletzungen der Hand?
- Bei einer Verletzung enthält die Anamnese folgende Fragen:
  1. Wann geschah der Unfall und wieviel Zeit ist seither vergangen?
  2. Wie kam es zu dem Unfall? War es ein Arbeits-, ein häuslicher oder ein Sportunfall? Unter welchen Bedingungen: War die Umgebung sauber oder schmutzig?
  3. Wie war der exakte Unfallmechanismus? (Dies hilft, das Ausmaß der Quetschung, der Verschmutzung und des Blutverlusts sowie die Ausdehnung der Verletzung bezüglich tieferer Strukturen abzuschätzen.) Wie war die exakte Position der Hand zum Unfallzeitpunkt?
  4. Welche Behandlungen sind schon erfolgt?
- Im Falle einer Erkrankung sollte besonderes Gewicht auf die folgenden Fragen gelegt werden:
  1. Wann begann der Schmerz, die Gefühlsstörung, die Schwellung oder Kontraktur? In welcher Reihenfolge nahmen diese Symptome an Intensität zu?
  2. Wie ist die Funktion gestört: bei der beruflichen Tätigkeit, beim Hobby oder bei den Aktivitäten des täglichen Lebens?
  3. Sind andere Gelenke oder Sehnen an dieser oder der anderen Extremität in ähnlicher Weise schmerzhaft?
  4. Welche Bewegungen verstärken den Schmerz?
  5. Zu welcher Tages- oder Nachtzeit verschlimmert sich der Schmerz?

– Eine allgemeine Anamnese und ein Überblick über die sonstigen Systeme sollte Teil der kompletten Untersuchung der Hand sein.

## Terminologie

Es ist wichtig, eine Standardterminologie für die Strukturen der Hand zu verwenden, um Verwirrungen zu vermeiden.

Die Hand und die Finger haben eine Streckseite, eine Volar- oder Palmarseite sowie radiale und ulnare Begrenzungen (Abb. 1).

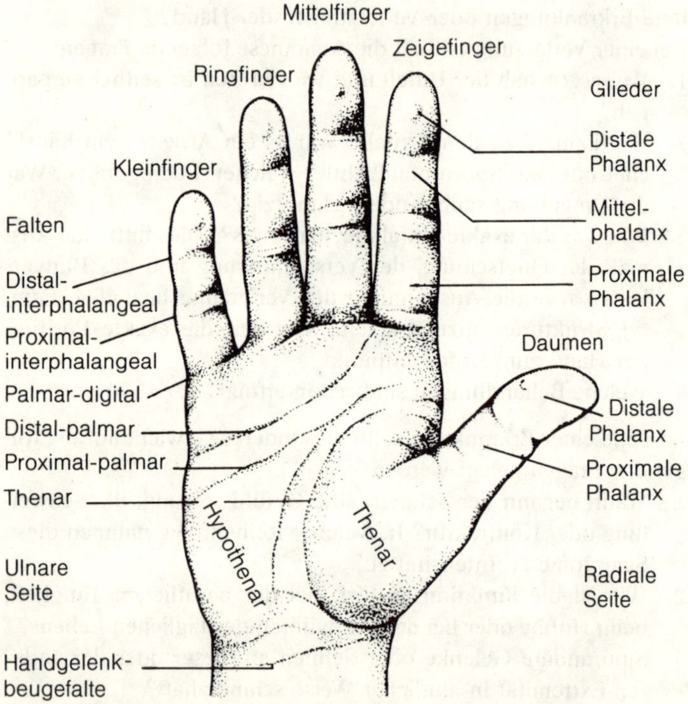


**Abb. 1.** Oberflächenanatomie der Hand (volare Seite)

**Abb. 2.** Knochen und Gelenke der Hand

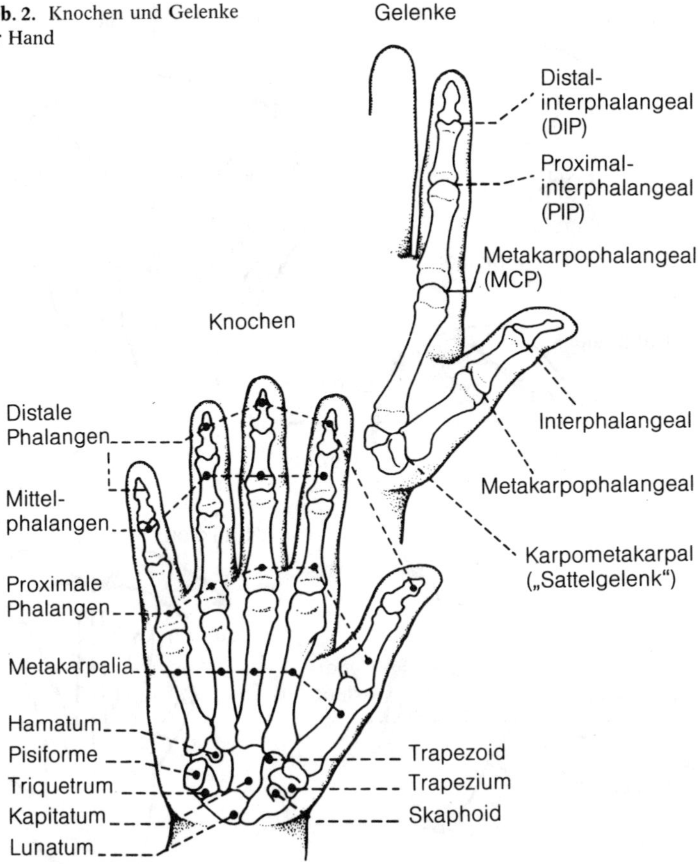


Die Hohlhand wird unterteilt in den Thenar, die mittlere Hohlhand und den Hypothenar. Die Namen der Finger sind Daumen, Zeige-, Mittel-, Ring- und Kleinfinger. Die Thenarerhebung ist das muskuläre Gebiet, das den ersten Mittelhandknochen bedeckt. Der Hypothenar ist die Muskelmasse an der palmaren Oberfläche, welche den 5. Metakarpalknochen bedeckt. Jeder Finger hat 3 Gelenke: Das Metakarpophalangeal- (MCP), das proximale Interphalangeal- (PIP)

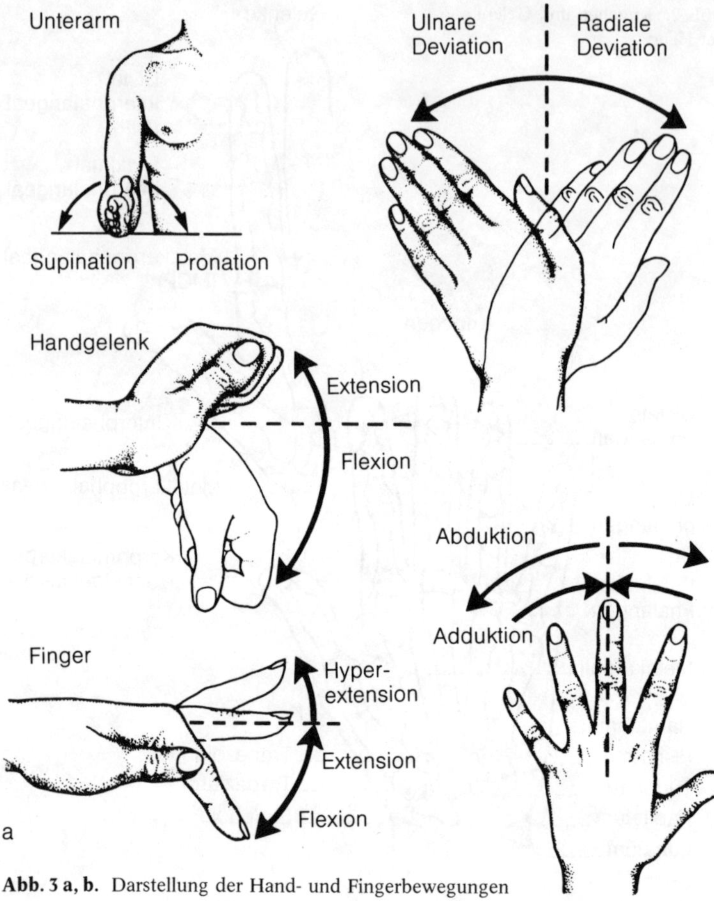


**Abb. 3 a, b.** Darstellung der Hand- und Fingerbewegungen

und das distale Interphalangealgelenk (DIP) (Abb. 2). Man beachte, daß die Fingergrundgelenke in der Hohlhand in Höhe der distalen Hohlhandbeugefalte zu liegen kommen, während die Hohlhandfingerbeugefalte und die Zwischenfingerschwimmhäute in Höhe des mittleren Drittels der Grundphalanx liegen.

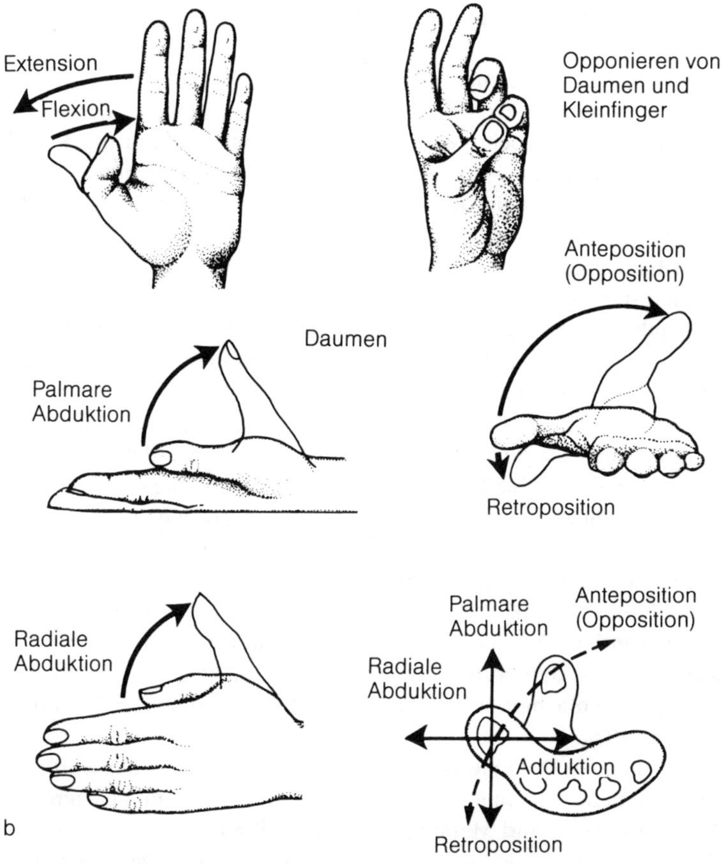


b

Der Daumen hat ein Metakarpophalangeal- und nur ein Interphalangealgelenk (IP). Das MCP-Gelenk des Daumens ist wegen seiner Beweglichkeit besonders wichtig. Die Langfinger besitzen proximale, mittlere und distale Phalangen, während der Daumen nur eine proximale und distale Phalanx aufweist.

Die Terminologie zur Beschreibung der Beweglichkeit der Gelenke ist in Abb. 3 a, b illustriert.

**Klinische Untersuchung** (s. auch Kap. 2)

Wenn die Hand untersucht wird, sollte die gesamte obere Extremität betrachtet werden. Es ist hier von großer Wichtigkeit, die aktive Beweglichkeit der Schulter, des Ellenbogengelenks und der Handumwendbewegungen zu untersuchen. Die Beweglichkeit dieser Gelenke ist notwendig, um die Hand in die geeignete Position zu bringen. Es müssen die Unterschiede zwischen der aktiven und passiven Beweglichkeit registriert werden.

Bei der Inspektion der Hand sollten zur Einschätzung der Durchblutung die Farbe beachtet und ebenso Radialis- und Ulnarispuls getastet werden. Auf das Vorhandensein einer Schwellung oder eines Ödems muß geachtet werden, genauso wie auf jede abnorme Stellung oder Haltung. Die Feuchtigkeit der Haut, lokale Schmerzhaftigkeit und die Sensibilität müssen untersucht werden.

Bei einer Handverletzung liegt oft eine Steifigkeit bzw. eingeschränkte Beweglichkeit anderer Gelenke derselben Extremität außerhalb der unmittelbar betroffenen Gebiete vor. Sowohl der passive wie der aktive Bewegungsumfang des Handgelenks, der Fingergrund- und der Fingergelenke jedes Fingers sollten gemessen und notiert werden. Die Stärken des Schlüssel- und Pinzettengriffs müssen ebenfalls aufgeführt werden. Die Fähigkeit, die Hand für bestimmte einfache Funktionen gebrauchen zu können, sollte überprüft werden.

Die genaue Dokumentation dieser Befunde ist von außerordentlicher Bedeutung. Eine einfache Skizze der Hand mit geeigneten Aufzeichnungen und Messungen ist sehr hilfreich.

Aufeinanderfolgende Untersuchungen der Hand sind genauso wichtig wie die Eingangsuntersuchungen und sie sollten jedesmal, wenn der Patient zur Nachschau kommt, vorgenommen werden. Nur durch geeignete Aufzeichnungen während des gesamten Behandlungszeitraums kann der Untersucher sicher sein, ob eine Verbesserung des Zustandes des Patienten eingetreten ist.

# 2. Untersuchung der einzelnen Systeme

## Haut

Die normale Haut in der Hohlhand ist dick und feucht, griffig und widerstandsfähig. Die normale Haut des Handrückens ist dünn und beweglich, um den verschiedenen Gelenken genügend Bewegungsumfang zu erlauben. Ödeme entwickeln sich oft am Handrücken und können häufig die Flexion begrenzen. Der Untersucher sollte etwaige Schwellungen, Falten, Färbung, Feuchtigkeit, Narben, Hautverletzungen und Unregelmäßigkeiten der Oberfläche registrieren.

## Die Fingerspitze und das Nagelbett

Die Fingerspitze ist definiert als die Region des Fingers, die sich distal der Ansatzstellen von Streck- und Beugesehnen an der Basis des Endgliedknochens befindet (Abb. 4). Das Ende der Endphalanx

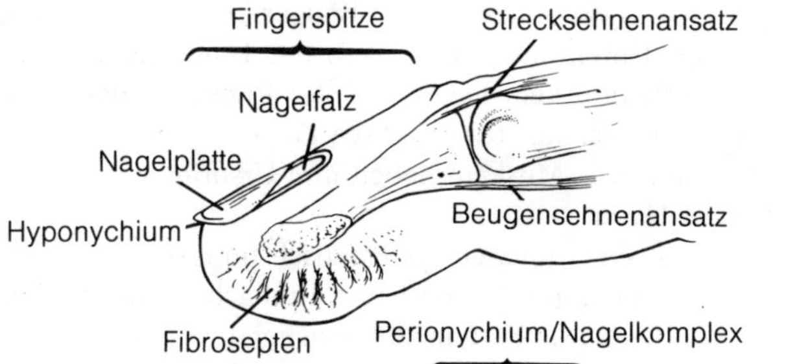


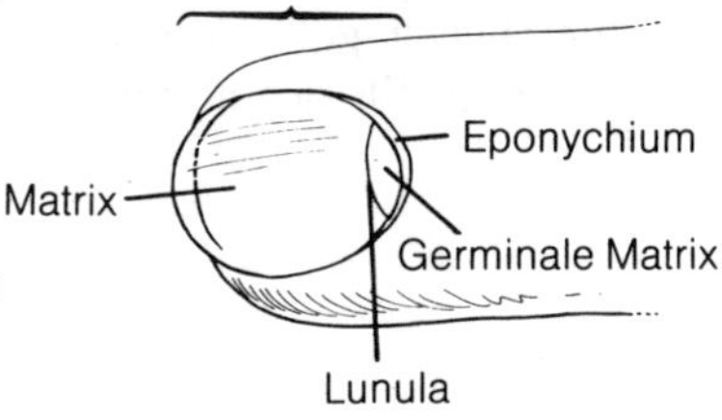


**Abb. 4.** Fingerspitze und Nagelkomplex

ist mit Fettgewebe gut gepolstert und von einer gut innervierten Haut bedeckt, die mit der Endphalanx über eine ganze Reihe fibrotischer Septen verbunden ist. Der Nagelbettkomplex an der Streckseite der Fingerspitze stabilisiert die auf der Beugeseite liegenden Weichteilgewebe zusätzlich gegen Druck- und Scherkräfte (Abb. 4); er wird auch Perionychium genannt. Die Haut distal des Nagelbettkomplexes heißt Hyponychium. Die Kutisschicht bzw. die dünne Haut, welche die Nagelplatte zur dorsalen Haut des Nagelkomplexes hin überbrückt, wird als Eponychium bezeichnet. Die Nagelplatte kommt aus einer Tasche, Nagelfalte genannt. Der Boden der Nagelplatte oder das Nagelbett setzt sich zusammen aus der proximalen germinalen Matrix und der distalen Matrix. Die halbmondförmige Trennlinie zwischen diesen beiden Nagelbettanteilen ist die Lunula.

## Muskeln

Die Muskeln, welche der Hand Kraft verleihen, werden in Extrinsic- und Intrinsic-Muskeln unterteilt. Die Extrinsic-Muskeln haben ihre Muskelbäuche am Unterarm und ihre Sehnenansätze im Bereich der Hand. Sie werden weiter unterteilt in die Extrinsic-Beuge- und Extrinsic-Streckermuskeln. Die Beuger befinden sich an der volaren Seite des Unterarms und beugen das Handgelenk und die Finger. Die Streckermuskeln liegen auf der Rückseite des Unterarms und strecken das Handgelenk und die Finger.

Die Intrinsic-Muskeln haben ihre Ursprünge und Ansätze innerhalb der Hand.

Die Muskeln müssen systematisch untersucht werden. Der Patient wird aufgefordert, eine Faust zu machen und die Finger auszustrecken. Dies erlaubt dem Untersucher, den aktiven Bewegungsumfang der Finger gut abzuschätzen. Es ist jedoch notwendig, jede Muskelgruppe für sich gesondert zu untersuchen.

## Spezielle Untersuchung der Extrinsic-Muskulatur

### *Extrinsic-Beugemuskeln*

Die Funktion des M. flexor pollicis longus (FPL), dessen Sehne an der Beugeseite der distalen Phalanx des Daumens ansetzt, kann überprüft werden, indem der Patient aufgefordert wird, das Daumenendglied zu beugen (Abb. 5). Die Muskelstärke wird durch Ausführen dieser Bewegung gegen den Widerstand des Untersuchers überprüft.

Der M. flexor digitorum profundus (FDP) kann untersucht werden durch die Aufforderung, das Fingerendglied zu beugen (Abb. 6). Das PIP-Gelenk wird durch den Untersucher in Extensionsstellung

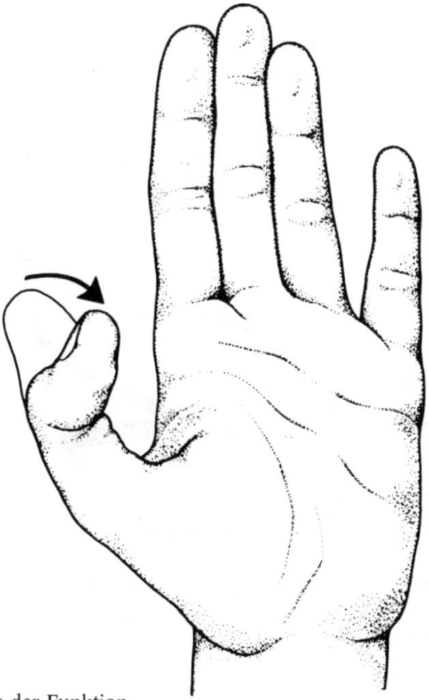

**Abb. 5.** Untersuchung der Funktion des M. flexor pollicis longus

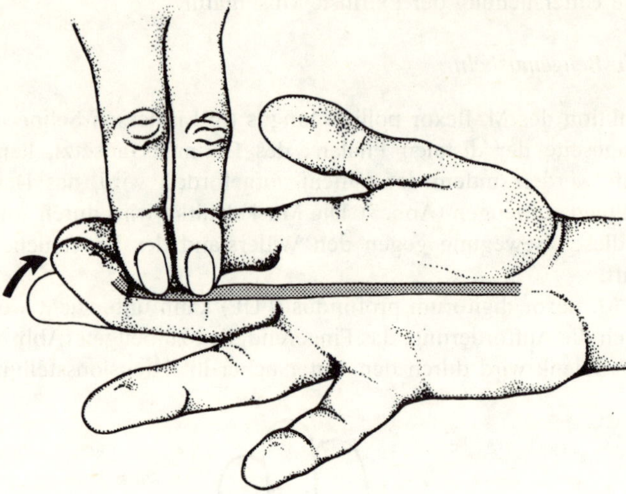

**Abb. 6.** Untersuchung der Funktion des M. flexor digitorum profundus

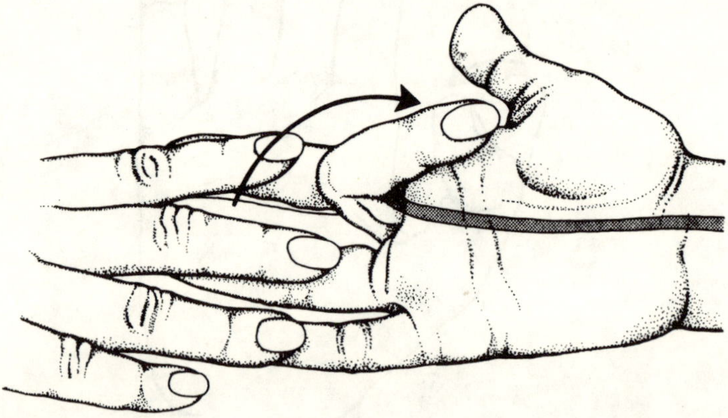

**Abb. 7.** Untersuchung der Funktion des M. flexor digitorum superficialis

fixiert, während das distale Interphalangealgelenk aktiv gebeugt wird. Nach Untersuchung der einzelnen Finger erfolgt die Prüfung gegen Widerstand.

Jeder M. flexor digitorum superficialis (FDS) wird einzeln untersucht durch die Aufforderung, den Finger im Mittelgelenk zu beugen (Abb. 7). Die jeweils nicht untersuchten Finger müssen durch den Untersucher in Extension fixiert werden, um die Funktion der Profundusmuskeln auszuschalten (weil die Profundussehnen der 3 ulnaren Finger einen gemeinsamen Muskelbauch haben, setzt die unabhängige Beugung eines Fingers bei in Streckstellung fixierten übrigen Fingern die intakte FDS-Funktion voraus). Die Untersuchung wird für jeden einzelnen Finger getrennt durchgeführt.

Die Mm. flexor carpi ulnaris (FCU), flexor carpi radialis (FCR) und palmaris longus (PL) werden durch Palpation der Sehnen dieser Muskeln, während das Handgelenk gebeugt wird, untersucht. Der FCU inseriert am Os pisiforme, der FCR an der Beugeseite des 2. Metakarpalknochens. Der PL inseriert in der Palmarfaszie. Der PL liegt zwischen dem FCR radialseitig und dem FCU ulnarseitig an der Beugeseite des Handgelenks und tritt besonders deutlich hervor, wenn gleichzeitig mit der Beugung des Handgelenks der Daumen dem Kleinfinger gegenübergestellt wird.

### *Extrinsic-Streckmuskeln*

Die Extrinsic-Streckmuskeln (Extensormuskeln) der Hand liegen an der Streckseite des Unterarms; ihre Sehnen ziehen über die Streckseite des Handgelenks, um im Bereich der Hand zu inserieren (Abb. 8). Sie sind in 6 Sehnenkompartimente an der Streckseite des Handgelenks angeordnet. Diese Sehnen werden in ihren Durchgängen durch die einzelnen Fächer systematisch untersucht.

Das *erste Streckfach* enthält die Sehnen des M. abductor pollicis longus (APL), der an der streckseitigen Basis des 1. Mittelhandknochens inseriert, und des M. extensor pollicis brevis (EPB), der an der streckseitigen Basis der Grundphalanx des Daumens inseriert. Sie werden untersucht durch die Aufforderung an den Patienten, den Daumen zur Seite abzuspreizen (Abb. 9). Der Untersucher kann die

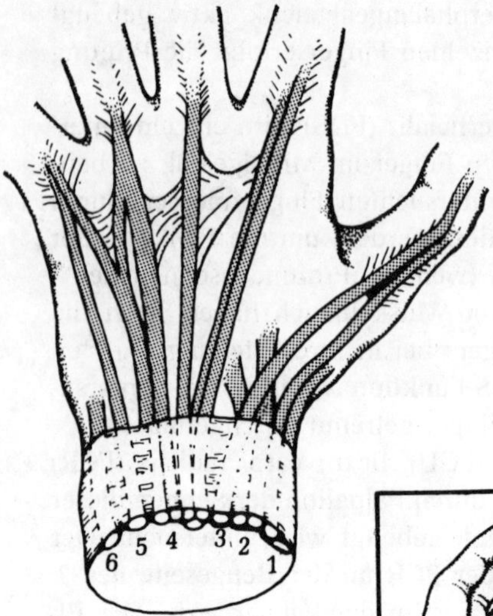


**Abb. 8.** Anordnung der Strecksehnen in 6 Kompartimenten *(1–6)* in Höhe des Handgelenks: Ansicht von dorsal und Querschnitt

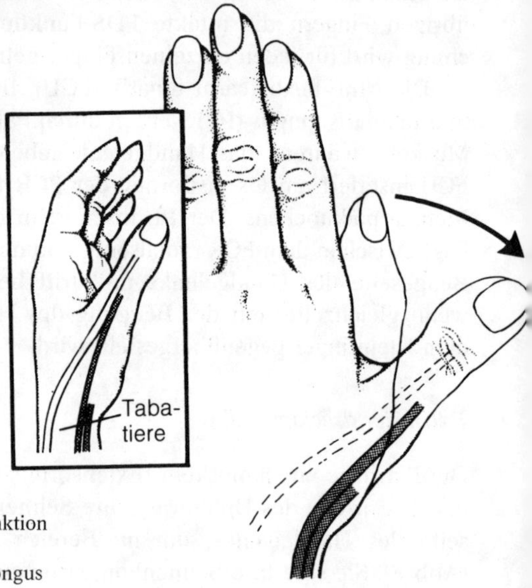


**Abb. 9.** Untersuchung der Funktion des M. extensor pollicis brevis und des M. abductor pollicis longus

angespannten Sehnen, die an der radialen Seite des Handgelenks zum Daumen ziehen, palpieren.

Das *zweite Streckfach* enthält die Sehnen des M. extensor carpi radialis longus (ECRL) und des M. extensor carpi radialis brevis (ECRB) (Abb. 10). Sie inserieren an der streckseitigen Basis des 2. und 3. Metakarpalknochens. Sie werden untersucht durch die Aufforderung, eine Faust zu machen und das Handgelenk gegen den Widerstand des Untersuchers zu strecken, wobei die Sehnen an der dorsoradialen Seite des Handgelenks getastet werden können.

Im *dritten Streckfach* läuft die Sehne des M. extensor pollicis longus (EPL) um das Lister-Tuberkel des Radius herum und inseriert an der streckseitigen Basis der Grundphalanx des Daumens. Dieser Muskel wird untersucht, indem die Hand flach auf den Tisch aufgelegt wird und der Patient nur den Daumen über die Ebene hebt (Abb. 11).

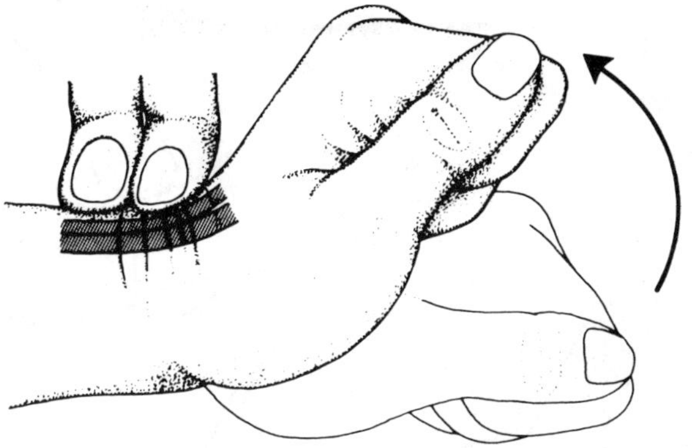

**Abb. 10.** Untersuchung der Funktion der Mm. extensor carpi radialis longus und brevis

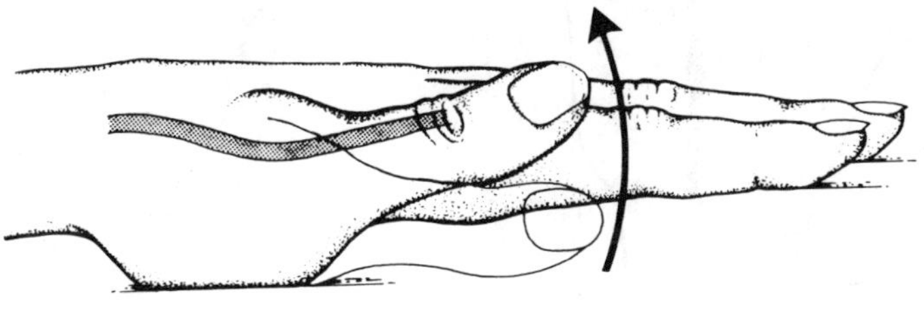

**Abb. 11.** Untersuchung der Funktion des M. extensor pollicis longus

Das *vierte Streckfach* enthält die Sehnen, welche die MCP-Gelenke der Langfinger strecken (Abb. 8 und 12). Die Sehnen des M. extensor digitorum communis (EDC) und des M. extensor indicis proprius (EIP) werden untersucht, indem der Patient aufgefordert wird, die Finger zu strecken; dabei wird die Streckung in den MCP-Gelenken beobachtet. Die EIP-Sehne kann isoliert untersucht wer-

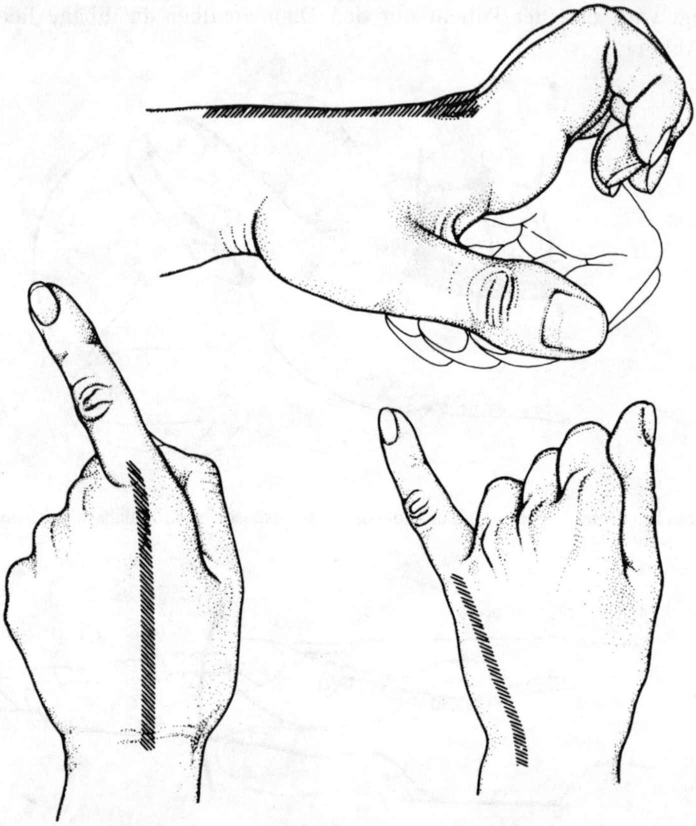

**Abb. 12.** Untersuchung der Funktion der Mm. extensor digitorum communis, extensor indicis proprius und extensor digiti minimi

den, indem aufgefordert wird, den Zeigefinger zu strecken und mit den anderen Fingern eine Faust zu bilden. Der EIP streckt isoliert das MCP-Gelenk des Zeigefingers (Abb. 12).

Das *fünfte Streckfach* enthält die Sehne des M. extensor digiti minimi (EDM) (Abb. 12). Dieser Muskel wird durch Streckung des Kleinfingers bei Beugung der übrigen Finger untersucht. Der EDM streckt ausschließlich den Kleinfinger.

Das *sechste Streckfach* enthält die Sehne des M. extensor carpi ulnaris (ECU), der an der streckseitigen Basis des 5. Metakarpalknochens inseriert (Abb. 13). Die Funktion wird untersucht, indem man den Patienten auffordert, die Hand zu heben und nach ulnar zu abduzieren.

Die gespannte Sehne kann an der ulnaren Seite des Handgelenks unmittelbar distal des Ulnaköpfchens getastet werden.

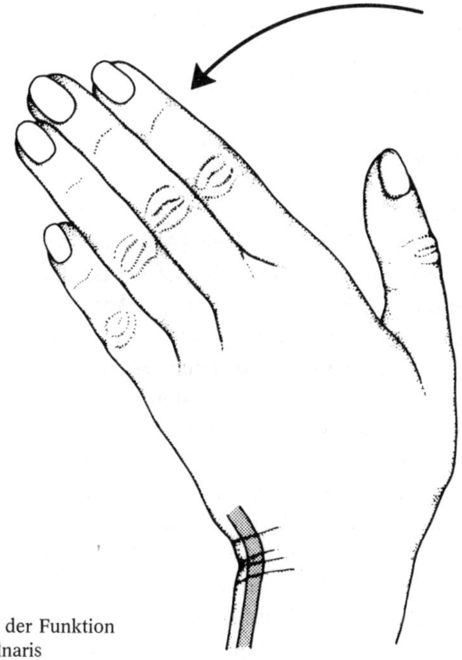

**Abb. 13.** Untersuchung der Funktion des M. extensor carpi ulnaris

*Behinderung der Extrinsic-Streckmuskulatur* (Extrinsic-plus-Phänomen). Die Strecksehnen können am Handrücken oder in Höhe des Handgelenks verwachsen und so die Fingerbeugung behindern. Dies kann untersucht werden durch passives Strecken des MCP- und Beugen des PIP-Gelenks bei in Neutralstellung fixiertem Handgelenk. Dann wird die Untersuchung mit passiver Beugung des MCP-Gelenks wiederholt. Wenn das PIP-Gelenk bei MCP-Gelenkstreckung passiv beugt, nicht aber bei Beugung des MCP-Gelenks, behindern die adhärenten Strecksehnen die gleichzeitige Beugung der MCP- und PIP-Gelenke. Diese Situation wird als Extrinsic-plus-Phänomen bezeichnet.

### Intrinsic-Muskeln

Die Intrinsic-Muskeln der Hand haben ihren Ursprung und Ansatz innerhalb der Hand. Es sind dies die Muskelgruppe des Thenars, der M. adductor pollicis (AdP), die Mm. lumbricales und interossei und die Muskelgruppe des Hypothenars.

#### *Thenarmuskeln*

Die Thenarmuskeln bedecken den 1. Metakarpalknochen. Dies sind der M. abductor pollicis brevis (APB), der M. opponens pollicis (OP) und der M. flexor pollicis brevis (FPB). Diese Muskeln pronieren oder opponieren den Daumen (s. Abb. 3); sie können untersucht werden durch die Aufforderung, die Kuppen von Daumen und Kleinfinger zusammenzubringen, so daß die Nägel parallel liegen (Abb. 14). Ein weiterer Test besteht darin, die Hand mit dem Handrücken flach auf den Tisch zu legen und den Daumen in einem 90°-Winkel zur Hohlhand nach oben zu heben (s. Abb. 3 b).

Es ist außerordentlich wichtig, gleichzeitig die Thenarmuskeln zu palpieren, um die Kontraktion feststellen zu können. Dabei ist es hilfreich, zum Vergleich auch die kontralaterale Seite in gleicher Weise zu untersuchen, um leichte Unterschiede in der Muskelmasse und in der Funktion festzustellen. Die Thenarmuskeln werden in der Regel vom motorischen Ast des N. medianus innerviert. Gelegent-

**Abb. 14.** Untersuchung der Daumenopposition

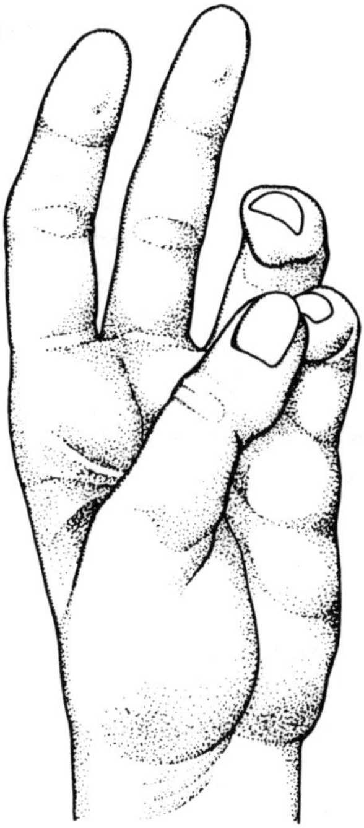

lich allerdings können sie teilweise durch den N. ulnaris innerviert werden.

*M. adductor pollicis*

Die isolierte Untersuchung der Adduktion des Daumens erfolgt in der Weise, daß der Patient ein Blatt Papier fest zwischen Daumen und der radialen Seite des Zeigefingergrundgliedes hält (Abb. 15). Der Muskel für diese Bewegung ist der AdP, der vom N. ulnaris innerviert wird. Bei Schwäche oder Funktionsausfall dieses Muskels wird bei diesem Vorgehen das Interphalangealgelenk gebeugt (Froment-Zeichen). Diese Untersuchung muß an beiden Händen vorgenommen und verglichen werden.

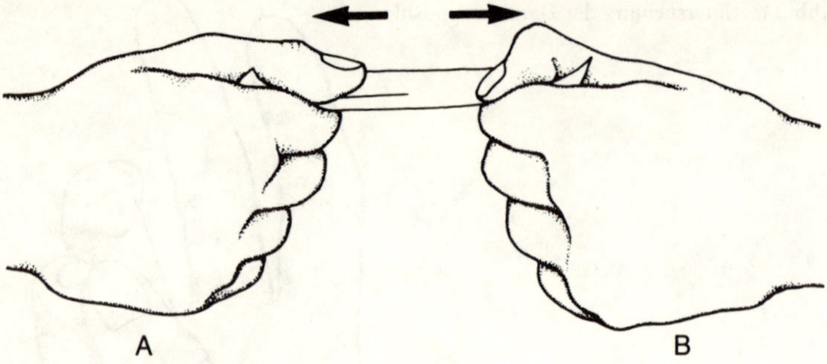


**Abb. 15.** Positives Froment-Zeichen in Hand B

*Mm. interossei und lumbricales*

Die Mm. interossei und lumbricales beugen die Fingergrundgelenke und strecken die Interphalangealgelenke. Die Interosseimuskeln abduzieren und adduzieren zusätzlich die Finger. Die Interossei, die beidseits der Metakarpalknochen 1–4 liegen, werden vom N. ulnaris innerviert. Ihre Funktion wird durch Spreizung der Finger untersucht, während der 1. dorsale M. interosseus palpiert wird, um die Kontraktion festzustellen. In einem anderen Test wird die Hand flach auf den Tisch gelegt und der Mittelfinger angewinkelt, d. h. im Grundgelenk überstreckt, und nach radial und ulnarwärts bewegt (Abb. 16). (Dadurch wird die Funktion der Extrinsic-Strecker ausgeschaltet, mit denen einige Patienten die normalerweise durch die Mm. interossei geführte Fingerabduktion/-adduktion übernehmen können.)

*Hypothenarmuskeln*

Die Muskeln des Hypothenars – M. abductor digiti minimi (ADM), M. flexor digiti minimi (FDM) und M. opponens digiti minimi (ODM) – werden als Gruppe durch Abspreizen des Kleinfingers untersucht (Abb. 17). Gleichzeitig werden die Muskelbäuche palpiert und ein eventuelles Einsinken der Haut über diesem Gebiet notiert.

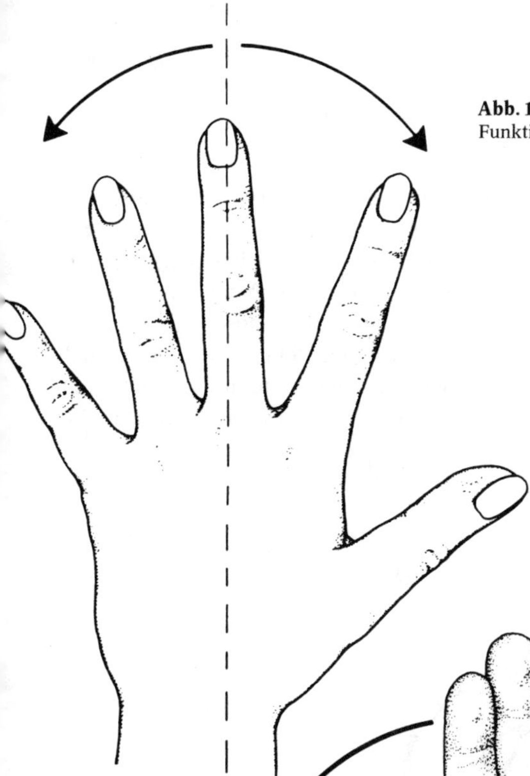

**Abb. 16.** Untersuchung der Funktion der Mm. interossei

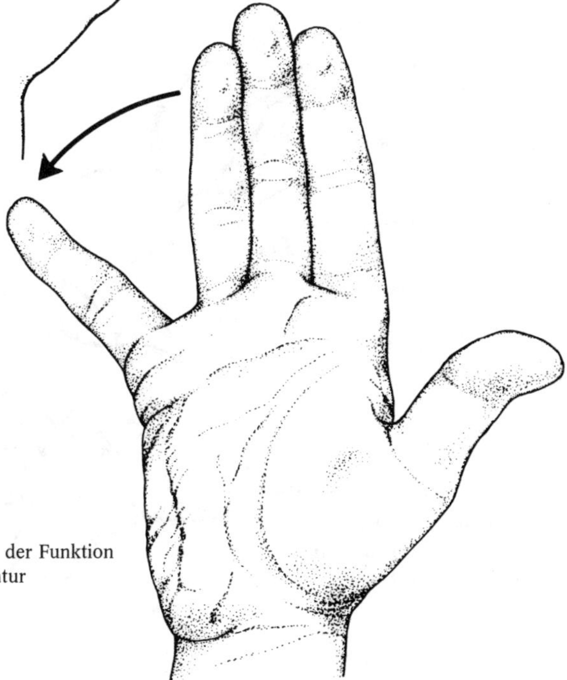

**Abb. 17.** Untersuchung der Funktion der Hypothenarmuskulatur

*Behinderung der Intrinsic-Beugemuskulatur (Intrinsic-plus-Phänomen)*

Um einen Finger auf eine Intrinsic-plus-Situation zu untersuchen, wird das MCP-Gelenk des Fingers in Extension fixiert (0°-Neutralposition), während das PIP-Gelenk vom Untersucher passiv gebeugt wird (Abb. 18). Dann wird das MCP-Gelenk gebeugt und das PIP-Gelenk, in der gleichen Weise wie vorher beschrieben, passiv gebeugt. Wenn das PIP-Gelenk bei gebeugtem MCP-Gelenk, nicht aber bei gestrecktem MCP-Gelenk gebeugt werden kann, liegt eine „Steifigkeit" der Intrinsic-Muskulatur vor. Dies wird Intrinsic-plus-Situation genannt.

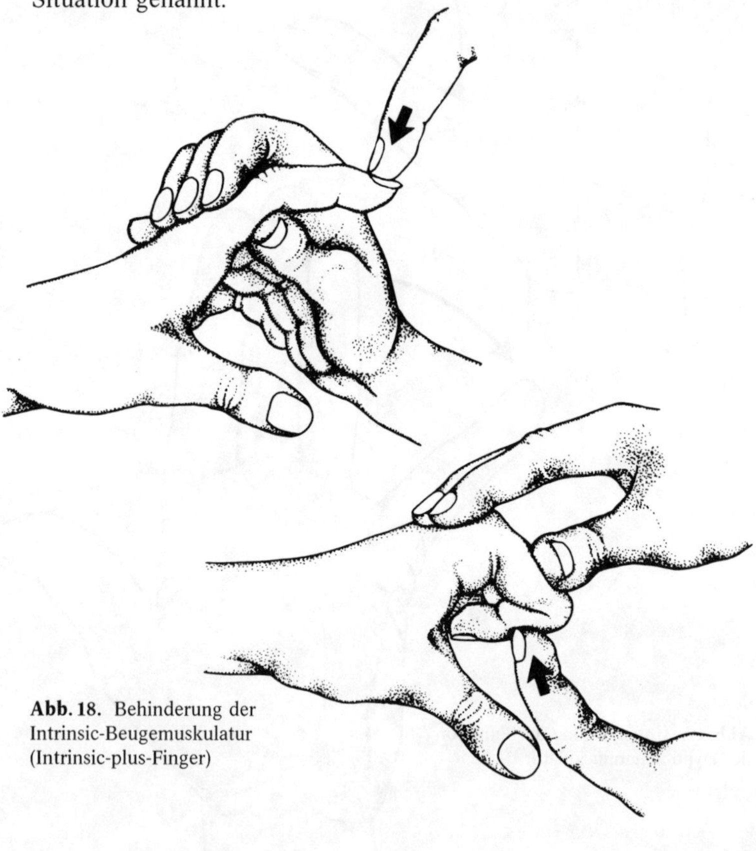

**Abb. 18.** Behinderung der Intrinsic-Beugemuskulatur (Intrinsic-plus-Finger)

## Nerven

Die Hand wird von den Nn. medianus, ulnaris und radialis innerviert. Jeder dieser 3 Hauptnerven zieht durch einen Muskel auf den Unterarm und jeder passiert Stellen möglicher Einengung. Alle Nerven sind an der Kontrolle des Handgelenks, der Langfinger und des Daumens beteiligt.

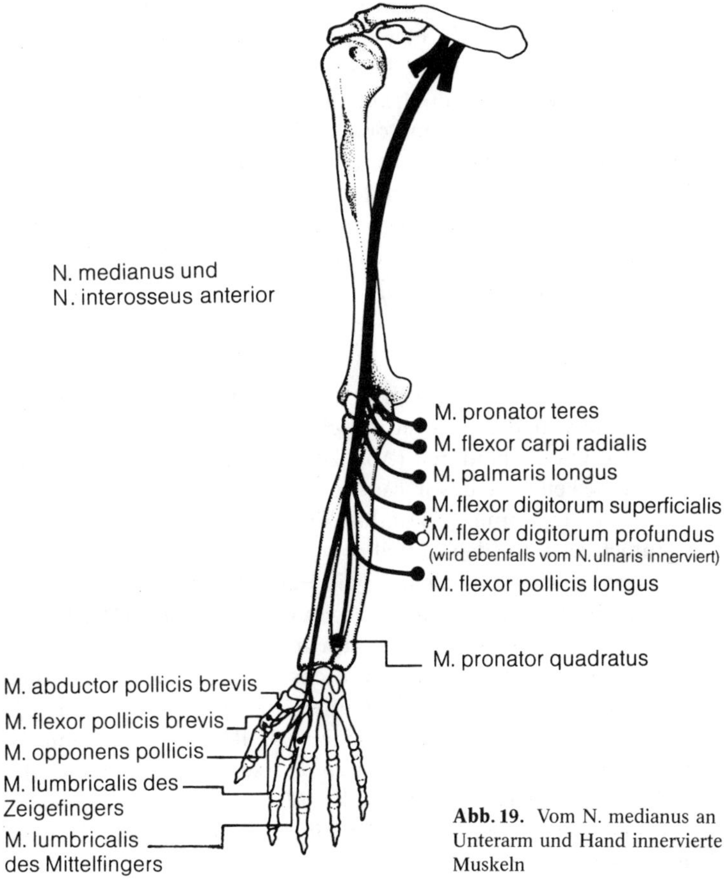


**Abb. 19.** Vom N. medianus an Unterarm und Hand innervierte Muskeln

N. medianus

Der N. medianus erreicht durch den M. pronator teres den Unterarm und innerviert dort die folgenden Muskeln: M. pronator teres, M. flexor carpi radialis, M. palmaris longus, M. flexor digitorum superficialis, M. flexor pollicis longus und den M. pronator quadratus sowie den radialen Anteil des M. flexor digitorum profundus (Abb. 19). Der die zuletzt genannten 3 Muskeln innervierende Medianusast wird als N. interosseus anterior bezeichnet. Der N. medianus zieht über den Unterarm zwischen dem M. flexor digitorum superficialis und dem M. flexor digitorum profundus. Er zieht durch den Karpaltunnel zur Hand, zusammen mit den 9 Sehnen der langen Fingerbeuger. Der motorische Ast für den Daumenballen innerviert den M. pollicis brevis, die seitliche Hälfte des M. flexor pollicis brevis (variabel) und den M. opponens pollicis. Die Rr. digiti communes innervieren die Mm. lumbricales zum Zeige- und Mittelfinger. Der N. medianus setzt sich dann in der Hohlhand in seinen sensorischen Ästen fort (s. S. 28).

N. ulnaris

Der N. ulnaris zieht hinter dem Epicondylus medialis des Humerus auf den Unterarm, dann tritt er zwischen den beiden Köpfen des M. flexor carpi ulnaris hindurch (Abb. 20). Er innerviert die folgenden Unterarmmuskeln: M. flexor carpi ulnaris und den ulnaren Anteil des M. flexor digitorum profundus (für den Ring- und Kleinfinger, gelegentlich auch für den Mittelfinger). Dann zieht er, begleitet von der A. ulnaris, am Handgelenk in die Hand durch einen Tunnel mit folgenden Begrenzungen: ulnar das Os pisiforme, radial der Hamulus ossis hamati, volar das Lig. carpi transversum und palmar das Lig. carpi volare (Abb. 21). Dieser Tunnel ist als Ulnaristunnel oder Guyon-Loge bekannt. Der N. ulnaris innerviert die Muskeln des Hypothenars (M. abductor digiti minimi, M. flexor digiti minimi, M. opponens digiti minimi), die 7 Mm. interossei, die Mm. lumbricales zum Ring- und Kleinfinger sowie den M. adductor pollicis. Der M. flexor pollicis brevis wird ganz oder teilweise (variabel) vom N. ulnaris innerviert.

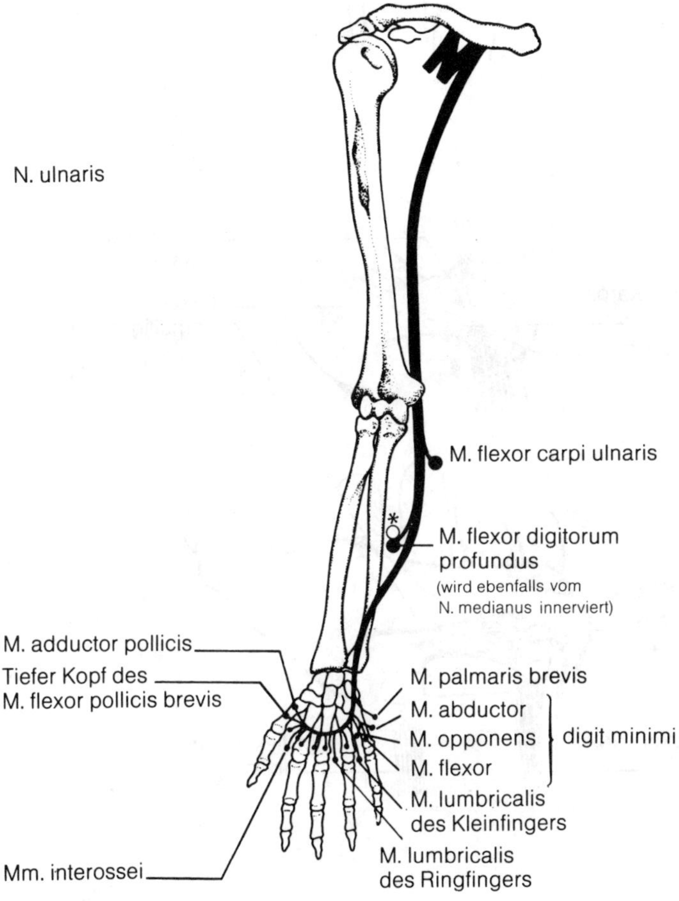


**Abb. 20.** Vom N. ulnaris an Unterarm und Hand innervierte Muskeln

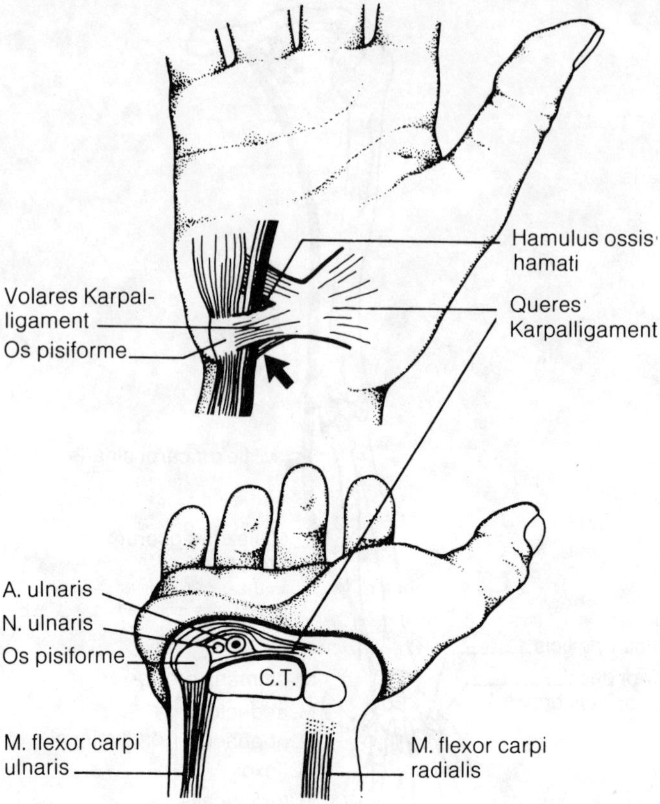


**Abb. 21.** Der Ulnaristunnel am Handgelenk (Guyon-Loge) enthält die A. ulnaris und den N. ulnaris (*C.T.* Karpaltunnel)

## N. radialis

Der N. radialis innerviert die Mm. trizeps, anconaeus, brachioradialis sowie den M. extensor carpi radialis longus oberhalb des Ellenbogens und den M. extensor carpi radialis brevis in Höhe des Eintritts auf den Unterarm (Abb. 22). Er zieht durch den M. supinator hindurch und innerviert die folgenden Unterarmmuskeln: M. supinator, M. extensor digitorum communis, M. extensor digiti minimi, M.

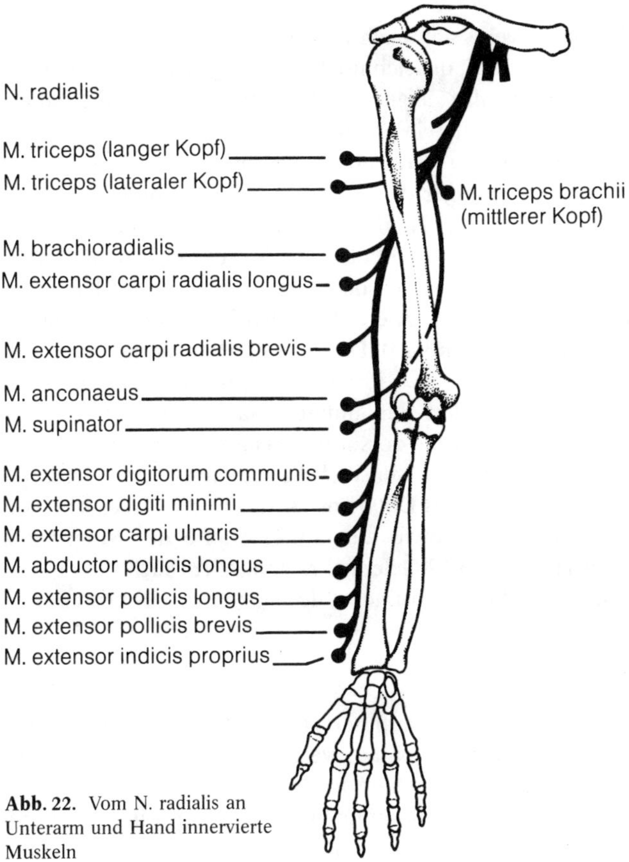


**Abb. 22.** Vom N. radialis an Unterarm und Hand innervierte Muskeln

extensor carpi ulnaris, M. abductor pollicis longus, M. extensor pollicis longus, M. extensor pollicis brevis und M. extensor indicis proprius. Seine wichtige motorische Funktion besteht also darin, die Unterarmmuskeln, die das Handgelenk und die Fingergrundgelenke strecken sowie den Daumen abduzieren und strecken, zu innervieren. Kein Intrinsic-Muskel der Hand wird vom N. radialis innerviert.

### Sensible Nervenäste

Der *N. medianus* zweigt sich nach dem Verlassen des Karpaltunnels in die Rr. communes auf, die sich noch weiter aufteilen und die Beugeseite des Daumens, des Zeige- und Mittelfingers sowie die radiale Seite des Ringfingers innervieren (Abb. 23). Die dorsalen Fingeräste zweigen aus den digitalen Ästen ab und innervieren die Streckseiten von Zeige- und Mittelfinger distal der PIP-Gelenke und die radiale Hälfte des Ringfingers. Der N. medianus innerviert auch die palmare Handgelenkkapsel über einen Endast des N. interosseus anterior.

Der *N. ulnaris* verzweigt sich distal des Hamulus ossis hamati in die digitalen Äste und innerviert den Kleinfinger und die ulnare Hälfte des Ringfingers (Abb. 23). Der dorsale Hautast des N. ulnaris gelangt unmittelbar distal des Processus styloideus ulnae auf den Handrücken und innerviert den ulnaren Handrücken, die Streckseite des Kleinfingers und die dorsoulnare Hälfte des Ringfingers.

Der *N. radialis* innerviert sensibel die radialen ¾ des Handrückens und die Streckseite des Daumens (Abb. 23), die Streckseite von Zeige- und Mittelfinger sowie die radiale Hälfte des Ringfingers jeweils bis in Höhe der PIP-Gelenke. Er innerviert auch die dorsale Handgelenkkapsel über einen Endast des N. interosseus posterior.

### Anatomische Varianten

Bei einer Verletzung eines Hauptnervenstamms müssen immer anatomische Varianten berücksichtigt werden. Beispielsweise können Variationen im Versorgungsgebiet des N. ulnaris und des N. medianus in der Hand vorliegen. So können der gesamte Ringfinger und die ulnare Seite des Mittelfingers vom N. ulnaris, oder der gesamte

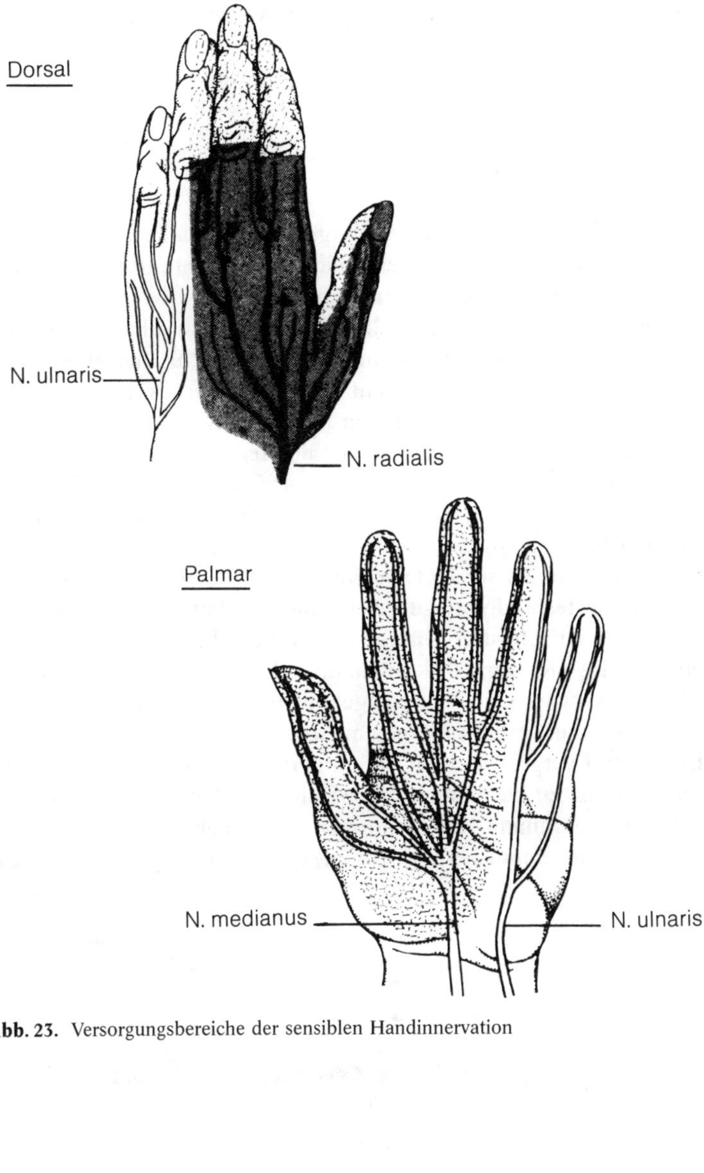


**Abb. 23.** Versorgungsbereiche der sensiblen Handinnervation

Ringfinger vom N. medianus innerviert werden. Die Beugeseite des Daumens kann vom N. radialis innerviert werden. Der N. cutaneus antebrachii lateralis überlappt häufig das vom N. radialis sensibel versorgte Gebiet.

## Sensibilität

Die Sensibilität ist eine der wichtigsten Funktionen der Hand. Die gefühllose Hand weist eine erheblich verschlechterte Funktion auf, selbst wenn Sehnen und Gelenke intakt sind.

Die normale Haut ist gewöhnlich leicht feucht. Eine Dysfunktion der Nerven verursacht einen Ausfall der sympathischen Innervation im Versorgungsgebiet – die Haut ist trocken. Dies ist in der Beurteilung einer Nervenschädigung von klinischer Bedeutung. Die Untersuchung eines Fingers mit einem scharfen Gegenstand, beispielsweise einer Nadel, oder die Überprüfung des Erkennens von Temperaturunterschieden ist nicht so bedeutungsvoll und hilfreich für die Untersuchung der taktilen Gnosis wie der 2-Punkte-Diskriminationstest. Bei dieser Untersuchung wird die Hand entspannt auf eine flache feste Unterlage gelegt und der Patient zum Schließen der Augen aufgefordert. Um die Innervationsdichte zu messen, wird ein Gerät wie der Diskriminator oder eine etwas einfachere Methode (wie eine zurechtgebogene Büroklammer) benutzt (Abb. 24). Man beginnt mit einem Abstand von 6 mm zwischen den Enden und vergrößert oder vermindert den Abstand, um die kritische Distanz zu bestimmen, bei welcher der Patient noch 2 Punkte getrennt wahrnimmt. Ein abnormer Wert (mehr als 6 mm statisch oder mehr als 3 mm bei der dynamischen 2-Punkte-Diskrimination)



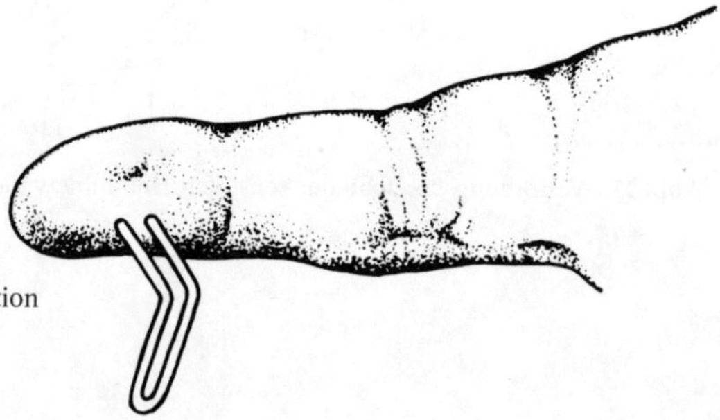

**Abb. 24.** Untersuchung der 2-Punkte-Diskrimination

zeigt einen Verlust von Nervenfasern an und ist das sensorische Äquivalent des Verlustes oder der Atrophie von Nerven des motorischen Systems. Eine abnorme 2-Punkte-Diskrimination tritt auf bei einer Durchtrennung des gesamten Nervenquerschnitts und bei einer schweren Nervenquetschung. Auch die Vibrationsempfindung ist bei der Nervendurchtrennung aufgehoben. Bei einer geringen oder mäßiggradigen Nervenquetschung bleibt die 2-Punkte-Diskriminierung erhalten, es ändern sich aber die sensorischen Schwellen, so daß eine verminderte Empfindung auf Stimulation und eine abnorme Hautdruckschwelle resultiert (Semmes-Weinstein-Monofilamenttest).

Bei der Untersuchung von Kindern auf traumatische Nervenläsionen ist der 2-Punkte-Diskriminationstest oft nicht möglich oder nicht durchzuführen. In diesen Fällen ist der „Eintauchtest" nützlich. Die innervierte feuchte Haut der Hand wird runzelig, wenn sie etwa 5–10 min in Wasser eingetaucht wird. Treten nach dieser Zeit keine Runzeln auf, ist eine Nervenläsion sehr wahrscheinlich eingetreten.

## Durchblutung

Die Blutversorgung der Hand erfolgt über die A. radialis und die A. ulnaris. Ein System arterieller Bögen stellt eine überaus reichliche kollaterale Blutversorgung sicher (Abb. 25).

Die Durchblutung der Hand ist an der Farbe von Haut und Fingernägeln sowie aus dem Abblassen und Wiederauffüllen des Nagelbettes nach Druck zu erkennen. Der Allen-Test dient zur Untersuchung der Durchgängigkeit der radialen und ulnaren Arterie und wird folgendermaßen durchgeführt (Abb. 25):

1. Abdrücken von A. radialis und A. ulnaris am Handgelenk.
2. Energisches Strecken und Beugen der Finger, um das Blut aus der Hand herauszupumpen, sowie Auflegen der Hand in einer entspannten Position auf die Unterlage (Vermeiden einer Hyperextension, welche das Abblassen verlängern würde).

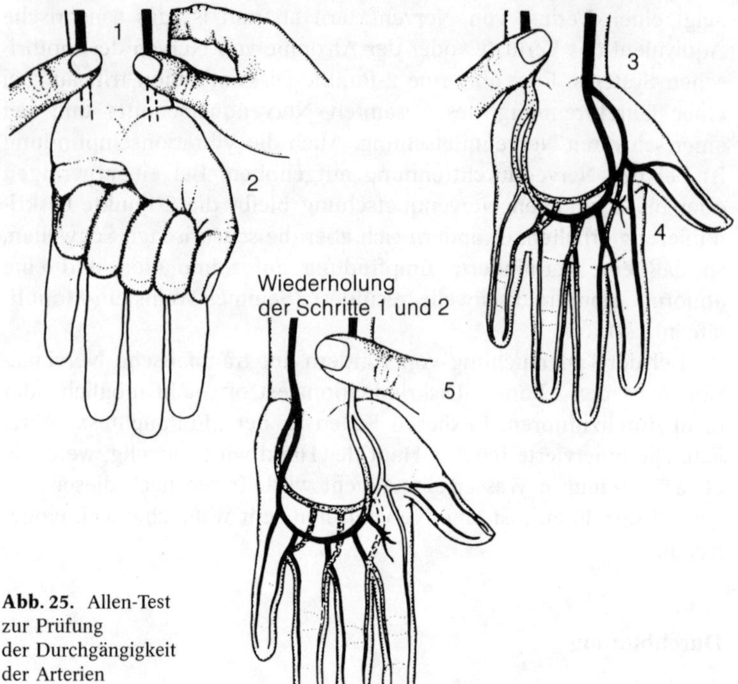


**Abb. 25.** Allen-Test zur Prüfung der Durchgängigkeit der Arterien

3. Freigeben nur der A. radialis. Wenn die Hohlhand und alle 5 Finger sich mit Blut füllen, ist die A. radialis durchgängig mit guter Kollateralisierung in das ulnare arterielle System.
4. Wiederholen von Punkt 1 und 2.
5. Freigabe nur der A. ulnaris. Wenn nun die gesamte Hand durchblutet wird, zeigt dies die Durchgängigkeit der A. ulnaris an mit gutem Fluß in das Radialissystem.
6. Die normale Füllungszeit der Hand sowohl über die A. ulnaris als auch die A. radialis beträgt in der Regel weniger als 5 s. Ein deutlicher Unterschied in der Füllungszeit kann durch das Überwiegen der Versorgung durch eine der beiden Arterien hervorgerufen werden.

Der Allen-Test kann auch am Einzelfinger durchgeführt werden, indem das Blut ausgepreßt wird und die beiden digitalen Arterien komprimiert werden; dann wird zunächst die radiale Fingerarterie freigegeben und dabei die Durchblutung des Fingers beobachtet. Das gleiche Verfahren wird auf der ulnaren Seite durchgeführt. Man kommt auf diese Weise zu einer Aussage über die Durchgängigkeit des einzelnen Fingergefäßes.

Eine andere Möglichkeit zur Messung des arteriellen Blutflusses der Hand ist die Untersuchung mit Hilfe des Dopplers. Dieses Gerät ist in den meisten Kliniken vorhanden. Es kann benutzt werden, um Pulsationen nachzuweisen oder den Verlauf von Arterien an der Hand festzulegen.

## Anatomie der Knochen und Gelenke

Das Skelett der Hand besteht aus 27 Knochen, die in 3 Gruppen eingeteilt werden: Handwurzel-, Mittelhand- und Fingerknochen (Phalangen) (s. Abb. 2).

### Handwurzel (Carpus)

Die 8 Handwurzelknochen sind in 2 Reihen angeordnet. In der proximalen Reihe beginnen sie radial mit dem Os scaphoideum, dann folgen das Os lunatum, das Os triquetrum und das Os pisiforme. In der distalen Reihe liegen Os trapezium, Os trapezoideum, Os capitatum und Os hamatum. Nahezu die gesamte Oberfläche der Karpalknochen ist von Knorpel bedeckt, mit dazwischenliegenden knorpelfreien Gebieten (dorsal und palmar) für den Ansatz von Bändern und den Eintritt von Gefäßen in den Knochen.

Die Beugung und Streckung sowie die radiale und ulnare Abduktion im Handgelenk resultieren aus der Bewegung im radiokarpalen und interkarpalen Gelenk, während die Pronation und Supination über die proximalen und distalen Radioulnargelenke vermittelt werden.

Sowohl die Beweglichkeit als auch die Stabilität des Handgelenks werden durch ein gut entwickeltes System von Ligamenten

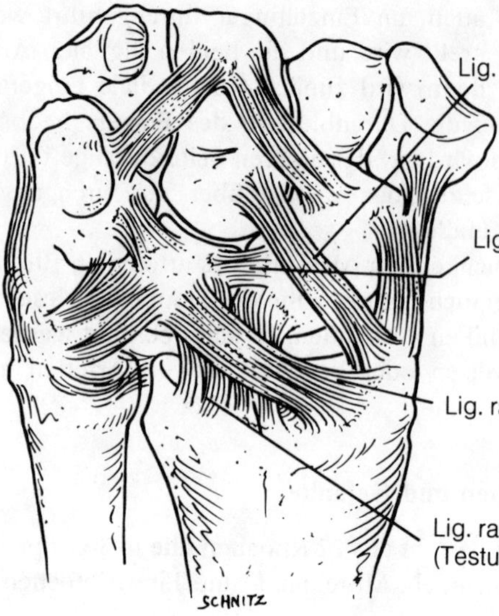


**Abb. 26.** Palmare Sicht der stabilisierenden Bänder des Radiokarpalgelenks

vermittelt, welche den Carpus mit dem Radius verbinden. Diese Bandverbindungen sind auf der palmaren Seite des Handgelenks besonders stark ausgebildet. Die für die Stabilisierung der radialen Seite der Handwurzel wichtigen Bänder sind das Lig. scapholunatum, das Lig. radioscaphocapitatum und das Lig. radioscapholunatum (Abb. 26). Auf der ulnaren Seite des Handgelenks stellt die Fibrocartilago triangularis den wichtigsten Stabilisator des radioulnaren Gelenks dar; sie entspringt an der dorsoulnaren Ecke des distalen Radius und inseriert an der Basis des Processus styloideus ulnae (Abb. 27). Die Fibrocartilago triangularis bildet zusammen mit dem Lig. ulnolunatum und dem Lig. collaterale ulnare den ulnocarpalen Bandkomplex, der die ulnare Seite des Handgelenks stabilisiert.

Es gibt eine Vielzahl klinischer Tests zur Untersuchung der Stabilität des Handgelenks. Der Klaviertastentest prüft das distale

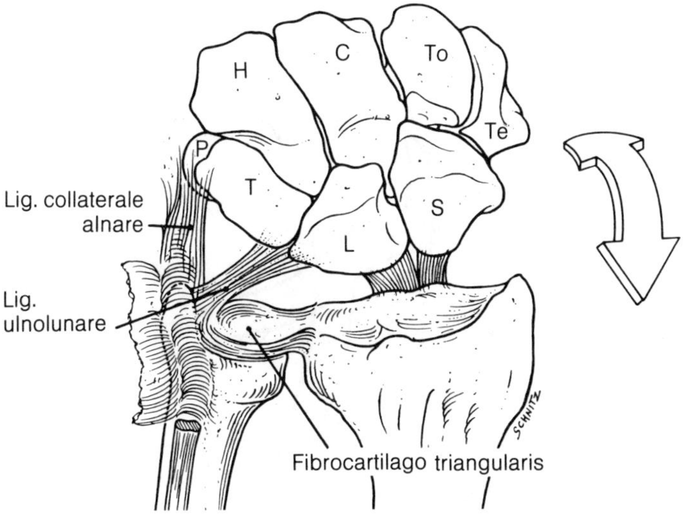


**Abb. 27.** Stabilisierende Bänder des Ulnokarpalgelenks; *S* Os scaphoideum, *L* Os lunatum, *T* Os triquetrum, *P* Os pisiforme, *H* Os hamatum, *C* Os capitatum, *To* Os trapezoideum, *Te* Os trapezium

Radioulnargelenk. Mit der einen Hand wird der distale Radius stabilisiert, mit der anderen das Ulnaköpfchen zwischen Daumen und Zeigefinger gefaßt. So wird das Ausmaß der Beweglichkeit in anteriorer-posteriorer Richtung ebenso überprüft wie dabei auftretende Schmerzen und Krepitation festgestellt. Der Kahnbeinschiebetest wird durchgeführt, indem der Daumen des Untersuchers auf der palmaren Seite des distalen Pols des Kahnbeins plaziert wird. Mit dem Daumen wird ein konstanter Druck ausgeübt, während das Handgelenk aus der Extensionsstellung in ulnarer Deviation zur Flexionsstellung in radialer Deviation hin und wieder zurück bewegt wird. Kann dabei ein Schmerz auf der Streckseite des Handgelenks oder ein Schnappen ausgelöst werden, weist dies auf eine mögliche Instabilität des Lig. scapholunatum hin. Der Lunotriquetralschertest wird durchgeführt, indem das Lunatum zwischen Daumen und Zeigefinger der einen Hand und das Triquetrum zwischen Daumen und

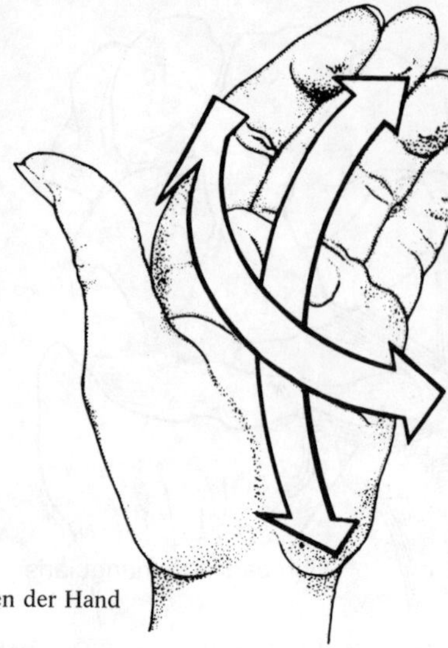

**Abb. 28.** Bögen der Hand

Zeigefinger der anderen Hand fixiert wird. Dabei übt man einen Verschiebestreß in anteriorer-posteriorer Richtung zwischen diesen beiden Knochen aus. Treten dabei Schmerzen auf, weist dies auf die Möglichkeit der Verletzung des Lig. lunotriquetrum hin. Bei Anwendung dieser Tests darf nicht vergessen werden, sie auch an der unverletzten Hand durchzuführen, um Vergleichswerte zu erhalten.

Es ist wichtig zu betonen, daß die Hand nicht flach ist. Sie ist aus einem System von knöchernen Bögen aufgebaut, die erhalten werden müssen, um die Funktion der Hand sicherzustellen (Abb. 28).

## Fixierte und mobile Einheiten

Die Ossa metacarpalia des Zeige- und Mittelfingers sind fest mit der untereinander ebenfalls fest verbundenen distalen Karpalreihe verbunden und bilden so die „fixierte Einheit" der Hand. Daran sind die „beweglichen oder adaptiven" Teile der Hand – der Daumen, der gesamte Ring- und Kleinfingerstrahl (einschließlich der dazugehörigen Karpalknochen) sowie die Phalangen des Zeige- und Mittelfingers – befestigt.

Der Längsbogen tritt in der seitlichen Projektion deutlich hervor, er wird durch die Ossa metacarpalia und die Phalangen gebildet. Es gibt 2 Querbögen: den proximalen Bogen am distalen Carpus und den distalen Bogen der Köpfchen der Metakarpalknochen.

Der 1. Metakarpalknochen artikuliert mit dem Os trapezium und bildet das einzigartige Sattelgelenk, welches dem Daumen ein weites Bewegungsausmaß erlaubt (Abb. 3 b und 29).

Die MCP- und Interphalangealgelenke der Finger werden an beiden Seiten durch Kollateralbänder und beugeseitig durch palmare fibrokartilaginäre volare Platten stabilisiert (Abb. 30). Die Beugesehnen der Finger liegen unmittelbar diesen Platten auf. Die Anordnung der Metakarpalköpfchen bedingt, daß die Kollateralbänder in Streckstellung erschlaffen und so die Adduktion und Zirkumduk-

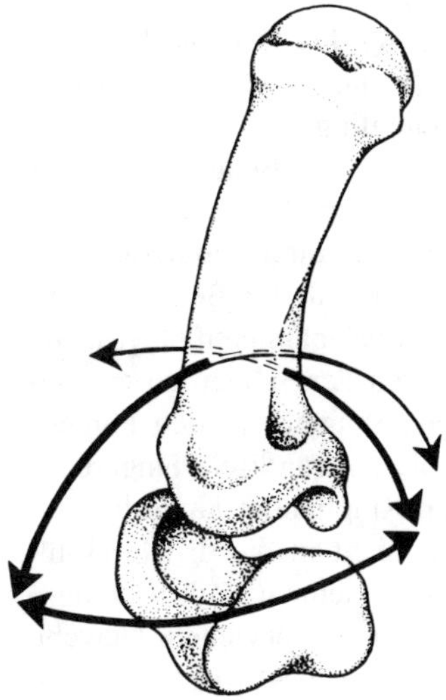

**Abb. 29.** Sattelgelenk des Daumens

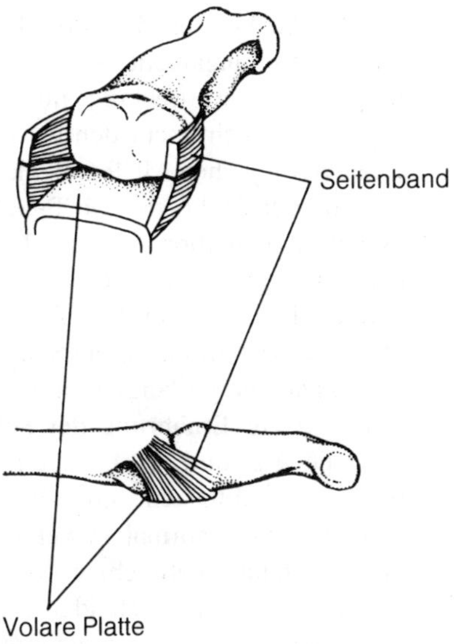


**Abb. 30.** Seitenbänder und volare Platte des PIP-Gelenks

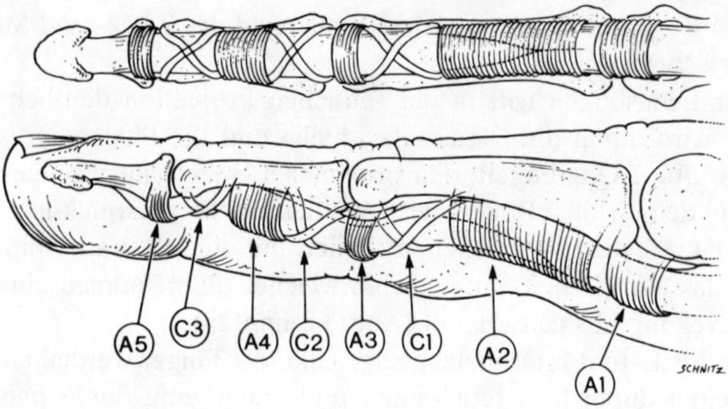


**Abb. 31.** Verstärkungsbänder der Fingerbeugesehnenscheide; *A* Ringbänder, *C* Kreuzbänder

tion zulassen. In Beugestellung der Metakarpalgelenke spannen sich die Kollateralbänder an und stabilisieren so das Gelenk.

Die Ausbildung der Interphalangealgelenke und die Geometrie der Kollateralligamente erlauben keine wesentliche seitliche Bewegung, weder in Streckung noch in Beugung. Das MCP-Gelenk des Daumens gleicht mehr den IP-Gelenken (Scharniergelenken) als den freier beweglichen MCP-Gelenken der Langfinger.

Auf der Höhe der MCP-Gelenke treten die Beugesehnen der Finger in osteofibröse Tunnel ein, die Beugesehnenscheiden. An bestimmten Stellen ist die Scheide durch zirkuläre Faserzüge verstärkt, die Ringbänder (Abb. 31). Die Funktion der Beugesehnenscheiden besteht darin, die Sehnen eng an der palmaren Oberfläche der Phalangen entlangzuführen, das Gleiten der Sehnen zu erleichtern und zur Ernährung der Sehnen beizutragen. An den Fingern sind die A 2- und A 4-Ringbänder für die einwandfreie Fingerbeugung am wichtigsten; ohne diese beiden Ringbänder kann die Fingerspitze trotz normalem Sehnengleiten nicht in die distale Hohlhandbeugefalte gebracht werden. Die Beugesehnen und die Innenschicht der Sehnenscheiden sind mit einem speziellen Gewebe ausgekleidet, dem Tenosynovium. Dieses Gewebe ist wichtig, um die Reibung beim Sehnengleiten zu minimieren sowie zur Ernährung der Sehne durch Diffusion beizutragen.

## 3. Weichteilverletzungen

Man sollte für die Untersuchung von Patienten mit verletzten Armen oder Händen ein gesetzmäßiges Vorgehen entwickeln, so daß Nerven- oder Sehnenverletzungen nicht übersehen werden. Der Patient mit einer blutenden Handverletzung sollte liegen. Die Hand wird erhöht gelagert, Wunden werden mit sterilem Verband bedeckt und es wird nur eine leichte Kompression ausgeübt. Gewöhnlich steht die Blutung innerhalb einiger Minuten. Das typische „Abklemmen einer Blutung" im Bereich einer verletzten Hand sollte vermieden werden. Vorher unverletzte vitale Strukturen, wie z. B. Nerven oder Sehnen, könnten unbeabsichtigterweise bei dem unnötigen Versuch, ein Blutgefäß abzuklemmen, gequetscht und irreversibel geschädigt werden.

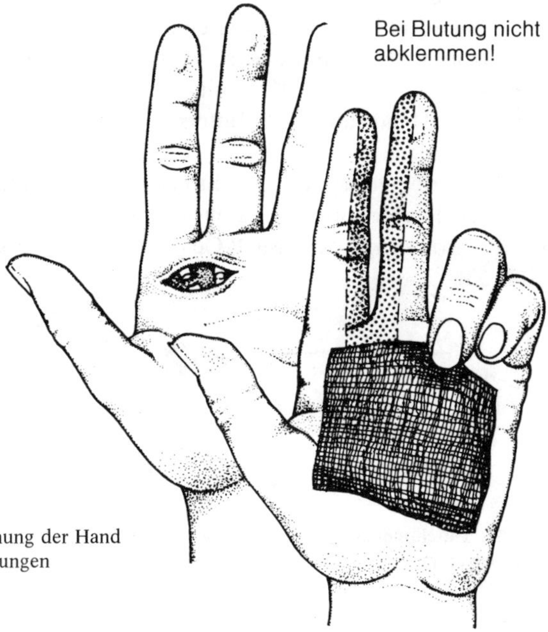


**Abb. 32.** Untersuchung der Hand bei Weichteilverletzungen

Unter wenig erfahrenen Ärzten besteht die Tendenz, zur Diagnostik von Nerven- oder Sehnendurchtrennungen eine Wunde zu revidieren. Allerdings können viel mehr Informationen bei der initialen Untersuchung gewonnen werden, wenn man die Wunde verbindet und eine schmerzarme systematische Untersuchung des Unterarms und der Hand distal der Verletzungsstelle vornimmt (Abb. 32). Jede Beugesehnenfunktion muß einzeln für sich untersucht werden, wobei es wichtig ist, die Interphalangealgelenkfunktion gegen leichten Widerstand zu prüfen. Eine nur teilweise durchtrennte Sehne kann den Finger zwar beugen, aber nicht gegen Widerstand, ohne daß dabei erhebliche Schmerzen auftreten würden. Es ist wichtig, die Stellung der entspannten, nicht geschienten oder verbundenen Finger zu beachten. Bei einer komplett durchtrennten Beugesehne steht der nicht geschiente Finger in Streckstellung (Abb. 32); wenn die Strecksehne komplett durchtrennt ist, steht der nicht geschiente Finger in Beugestellung (Abb. 33). Eine sorgfältige Untersuchung der Sensibilität distal der Verletzungsstelle schließt sich an. In der Notaufnahme kann man, besonders bei ängstlichen Kindern, viel besser eine Sensibilitätsstörung feststellen, wenn man die Hand mit einem Wattetupfer leicht berührt, als wenn man den Scharf-Stumpf-Test (mit Hilfe einer Nadel) anwendet. Erst wenn die Hand komplett untersucht ist, sollte die Anästhesie gesetzt werden.

Bei Verletzungen an der Streckseite der Fingergrundgelenke kann bei durchtrennter M.-extensor-digitorum-communis-Sehne die aktive Streckung des MCP-Gelenks nicht ausgeführt werden (Abb. 33).

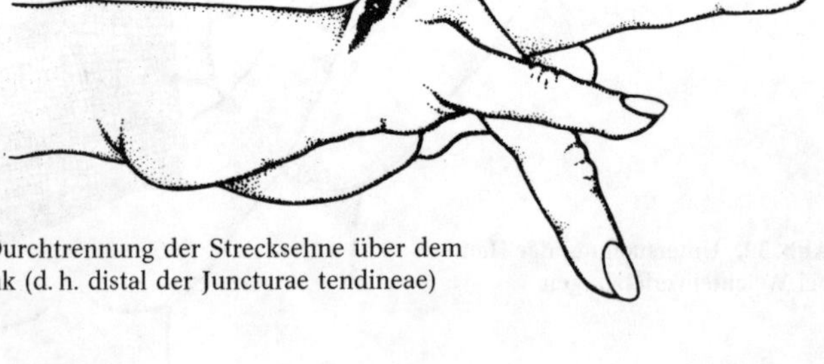

**Abb. 33.** Durchtrennung der Strecksehne über dem MCP-Gelenk (d. h. distal der Juncturae tendineae)

Man beachte, daß die intakten Intrinsic-Muskeln die Interphalangealgelenke aktiv strecken, auch beim Ausfall der Extrinsic-Extensorfunktion, ebenso wie die intakten Intrinsic-Muskeln die MCP-Gelenke bei Ausfall der Extrinsic-Beugermuskeln beugen.

Eine Weichteilverletzung in Höhe der MCP-Gelenke (der Knöchel) sollte den Untersucher an die Möglichkeit einer menschlichen Bißverletzung oder einen Schlag gegen die Zähne denken lassen. Diese Verletzungen sind besonders wichtig hinsichtlich des hohen Risikos von fulminanten Infektionen.

Röntgenaufnahmen der Hand im anterior-posterioren, lateralen und schrägen Strahlengang sollten angefertigt werden. Manche Glassorten sind röntgendicht und bilden sich auf dem Film ab. Allerdings ist Glas in der Regel ebensowenig wie Holz und Plastik röntgendicht und kann röntgenologisch nicht diagnostiziert werden. Frakturen werden auf diese Weise ausgeschlossen.

# 4. Häufige Frakturen und Verrenkungen der Hand

Frakturen der Handknochen werden eingeteilt nach Art und Ort der Frakturlinie sowie hinsichtlich offener und geschlossener Frakturen (Abb. 34). Bei einer offenen Fraktur besteht eine Verbindung der Frakturstelle zur Hautwunde.

Das Vorliegen einer Achsen- oder Rotationsfehlstellung lenkt schon bei der Inspektion der Hand den Verdacht auf eine Knochen- oder Gelenkverletzung. Es ist sehr wichtig, daß geeignete anterior-

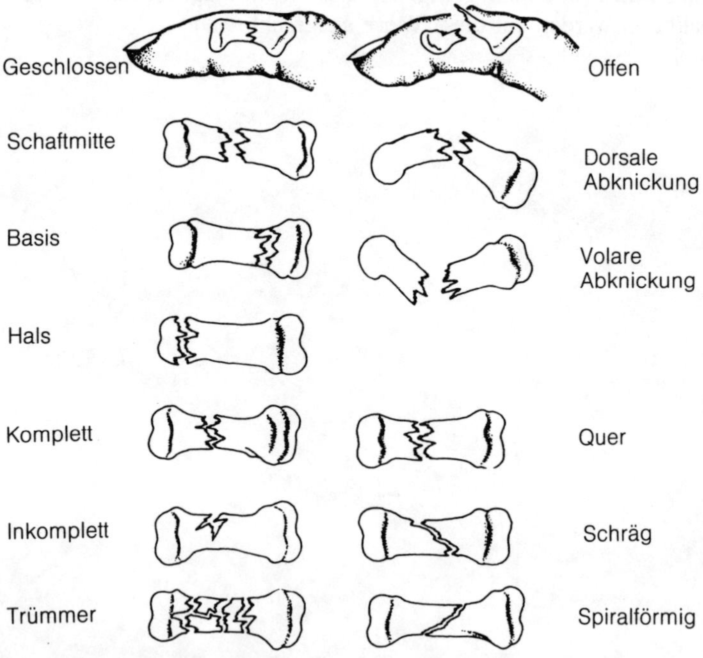


**Abb. 34.** Bezeichnung der Frakturen

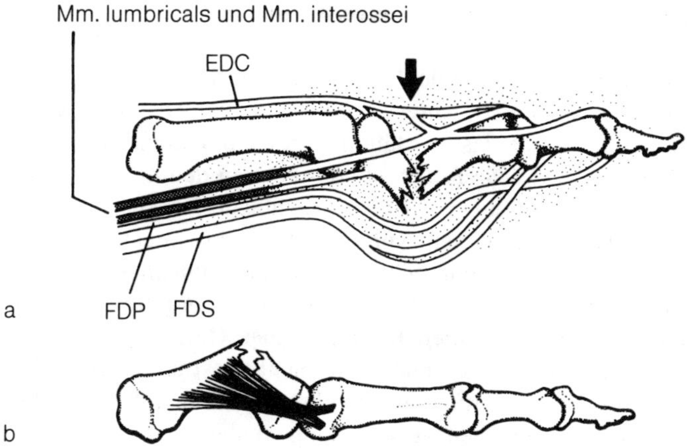


**Abb. 35 a, b.** Frakturdislozierende Kräfte. **a** Die Intrinsic-Muskeln beugen das proximale Fragment der Grundphalanx. Die Intrinsic-Beuger und -Strecker mit Längszug verstärken die Dislokation. **b** Die Intrinsic-Muskeln sind die Ursache für die Dislokation der Metakarpalfraktur

posteriore und streng seitliche Röntgenaufnahmen angefertigt werden, um das Vorliegen knöcherner Verletzungen feststellen zu können; das wahre Ausmaß der Verschiebung einer Fraktur kann auf schlecht eingestellten Aufnahmen nicht beurteilt werden. Die Feststellung einer Rotationsfehlstellung ist nur durch eine sorgfältige klinische Untersuchung möglich. Da die Spitzen der gebeugten Finger normalerweise in Richtung des Kahnbeins zeigen, kann eine Malrotation am besten durch Untersuchung der Finger in der Faustschlußposition festgestellt werden. Die Rotationsfehlstellung des verletzten Fingers kann auch mit benachbarten, nicht verletzten Fingern verglichen werden, indem die Stellung der distalen Fingernagelebenen, die normalerweise parallel stehen, verglichen wird.

Es ist wichtig zu bedenken, daß die Frakturverschiebung nicht nur auf den Unfallmechanismus zurückzuführen ist, sondern auch auf die Kräfte der Muskeln und Sehnen, die an der Frakturstelle angreifen (Abb. 35).

## Besondere Frakturen und Gelenkverletzungen

Die folgenden Beispiele verdeutlichen, daß die Kenntnis der funktionellen Anatomie der Weichteile der Gelenke von ausschlaggebender Bedeutung ist für das Verständnis dieser potentiell invalidisierenden Verletzungen. Die Röntgenbilder können den mißverständlichen Eindruck vermitteln, daß eine sehr einfache Fraktur mit einem nur kleinen Knochenfragment vorliegt. Dieses Fragment allerdings ist nicht selten die Insertionsstelle eines Kollateralbandes, der volaren Platte oder einer Sehne. Eine solch kleine Fraktur kann zur offensichtlichen oder latenten Instabilität des Gelenks führen. Da viele dieser Gelenkfrakturen nur im Moment des Traumas disloziert sind, gibt die Röntgenaufnahme möglicherweise nicht das wahre Ausmaß der ursprünglichen Verschiebung wieder.

### Intraartikuläre Frakturen

Besondere Beachtung sollten die intraartikulären Frakturen des PIP-Gelenks finden (Abb. 36). Diese beinhalten oft Verletzungen der

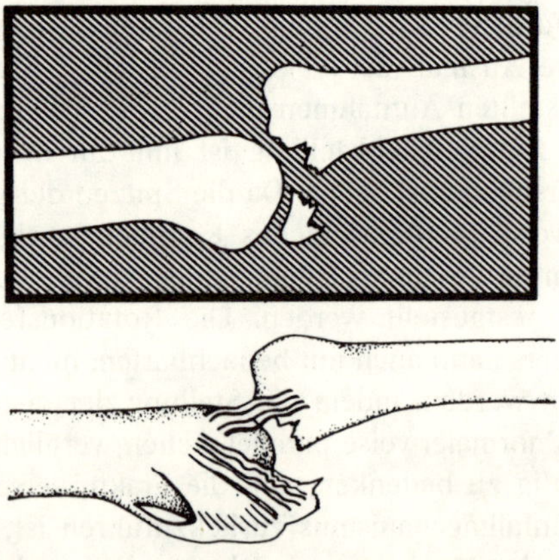

**Abb. 36.** Dislokation des PIP-Gelenks bei instabiler Fraktur mit volarem Fragment. Darstellung im Röntgenbild *(oben)* und Abbildung der Bandansatzbereiche *(unten)*

volaren Platte und Teile der Kollateralbänder. Ein Hinweis darauf findet sich auch auf den streng seitlichen Röntgenbildern als kleines, von der volaren Basis der Mittelphalanx abgesprengtes Fragment. Wenn das volare dreieckförmige Fragment mehr als ¼ der Gelenkfläche einnimmt, kann eine sekundäre dorsale Dislokation der Mittelphalanx auftreten, da die volare Platte und ein beträchtlicher Anteil der Kollateralbänder an diesem kleinen Fragment inserieren. Aufgrund dieser Instabilität bedürfen diese Frakturen häufig der operativen Behandlung. Das frühzeitige Erkennen und die adäquate Behandlung hängen davon ab, daß diesem Röntgenbefund die richtige Bedeutung beigemessen wird. Eine nicht ausreichende Behandlung ist eine häufige Ursache bleibender Beschwerden.

## Bennett-Fraktur

Die Bennett-Fraktur ist eine schräge, intraartikuläre Fraktur der ulnaren Basis des 1. Metakarpalknochens (Abb. 37). Der volar-ulnare Anteil des 1. Metakarpalknochens, welcher mit seinen kräftigen liga-

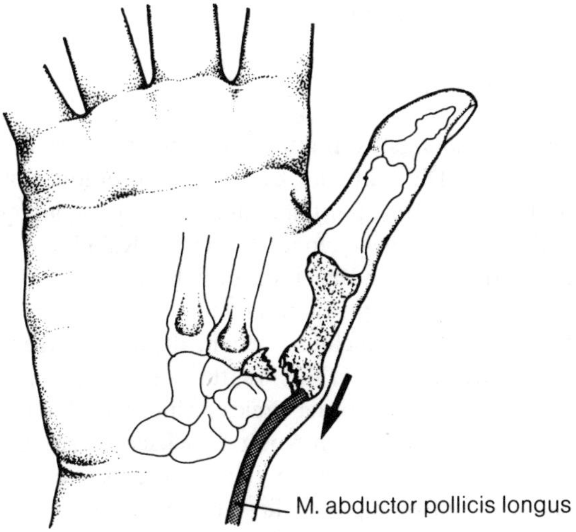


**Abb. 37.**
Bennett-Fraktur

mentären Verbindungen normalerweise dieses Gelenk stabilisiert, ist vom größeren distalen Fragment abgeschert, das durch den Zug des M. abductor pollicis longus disloziert wird.

### Dislozierte Frakturen an der Basis des 5. Metakarpalknochens

Genau wie beim Daumen kann an der Basis des 5. Metakarpalknochens eine instabile intraartikuläre Fraktur auftreten. Die Gründe hierfür liegen in der relativen Beweglichkeit dieses Gelenks und im Zug des M. extensor carpi ulnaris, der an der dorsoulnaren Basis des 5. Mittelhandknochens inseriert.

### „Boxer-Fraktur"

Bei der „Boxer-Fraktur" kommt es gewöhnlich zu einer Achsenabknickung des Köpfchens des 5. Metakarpalknochens nach hohlhandwärts infolge eines axial-dorsalen Schlages auf die geschlossene Faust. Bei der klinischen Untersuchung fehlt häufig die üblicherweise vorhandene Prominenz des Metakarpalköpfchens. Die aktive Bewegung des Kleinfingers ist bei der frühen Untersuchung oft nur minimal beeinträchtigt.

### Kahnbeinfraktur

Der am häufigsten frakturierte Knochen der Handwurzel ist das Kahnbein. Die klinische Untersuchung ergibt einen Druckschmerz in der Tabatiere, unmittelbar am Processus styloideus radii (Abb. 38). Auf schrägen Röntgenaufnahmen („Kahnbeinserie") kommt die Frakturlinie in der Regel am besten zur Darstellung. Häufig ist auf den primären Röntgenaufnahmen unmittelbar nach dem Trauma eine Frakturlinie nicht zu sehen, dagegen zeigen erneute Aufnahmen 2 Wochen später die Frakturlinien deutlich, wenn Resorptionsvorgänge im Bereich der Fraktur eingesetzt haben. Bei allen Verletzungen des Handgelenks mit Druckschmerzhaftigkeit in der Tabatiere ist ein sorgfältiges Vorgehen mit entsprechenden Folgeuntersuchungen notwendig, um diese häufig ursprünglich nicht sichtbaren Frakturen nicht zu übersehen.

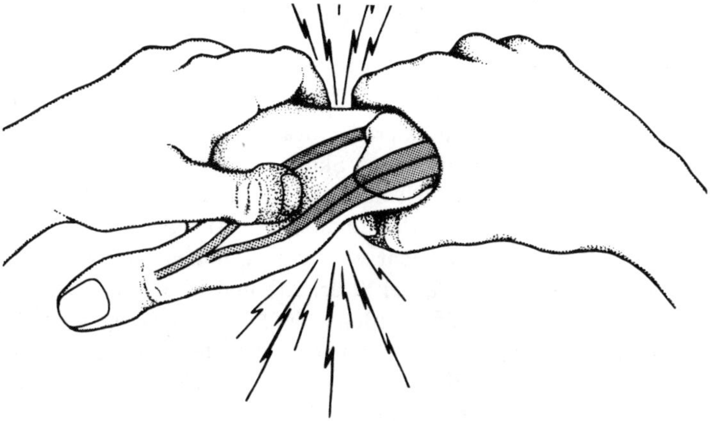

**Abb. 38.** Kahnbeinbruch mit Druckschmerz in der Tabatiere

Die Szintigraphie ist eine hochempfindliche Untersuchungsmethode, einen Kahnbeinbruch nachzuweisen oder auszuschließen. Die Untersuchung kann bereits nach weniger als 24 h nach der Verletzung positive Resultate liefern.

## Verrenkungen des MCP-Gelenks

Auf den Daumen können erhebliche überstreckende Kräfte einwirken. Die volare Platte am MCP-Gelenk kann dabei an ihrer metakarpalen Insertionsstelle reißen; dadurch kann es zu einer Verrenkung der proximalen Phalanx nach dorsal über das Metakarpalköpfchen kommen mit einem Knopflocheffekt zwischen den Intrinsic-Muskeln und der Sehne des M. flexor pollicis longus.

In gleicher Weise können die Finger-MCP-Gelenke (am häufigsten am Zeige- und Kleinfinger) dislozieren, mit der Interposition der Beugesehne auf der ulnaren Seite, des M. lumbricalis radialseitig und der volaren Platte auf der Streckseite.

Diese Verrenkungen können nur auf streng seitlichen Röntgenaufnahmen erkannt werden und erfordern in den meisten Fällen die offene Reposition.

## Ruptur des ulnaren Seitenbandes des Metakarpalgelenks des Daumens

Die akute radiale Abduktion des Daumens im MCP-Gelenk kann zur Ruptur des ulnaren Kollateralbandes führen. Diese wird am häufigsten durch einen Sturz beim Skifahren verursacht, wobei der Daumen durch den Skistock oder die Schlaufe beim Aufprall auf den Boden kräftig nach radial abduziert wird. Es ist wichtig, die Gelenkstabilität mit dem nicht verletzten Daumen zu vergleichen. Die Aufklappbarkeit sollte bei Streckung und in 35–40° Beugung des MCP-Gelenks geprüft werden. Diese Untersuchung kann klinisch vorgenommen werden. Sogenannte gehaltene Röntgenaufnahmen sind nicht notwendig. Wenn die Radialabweichung dabei unter lokaler Handgelenkblockade mehr als 15° im Vergleich zur gesunden Seite beträgt, ist die Ruptur des Kollateralbandes anzunehmen. Es besteht die Indikation zur operativen Therapie (Abb. 39).

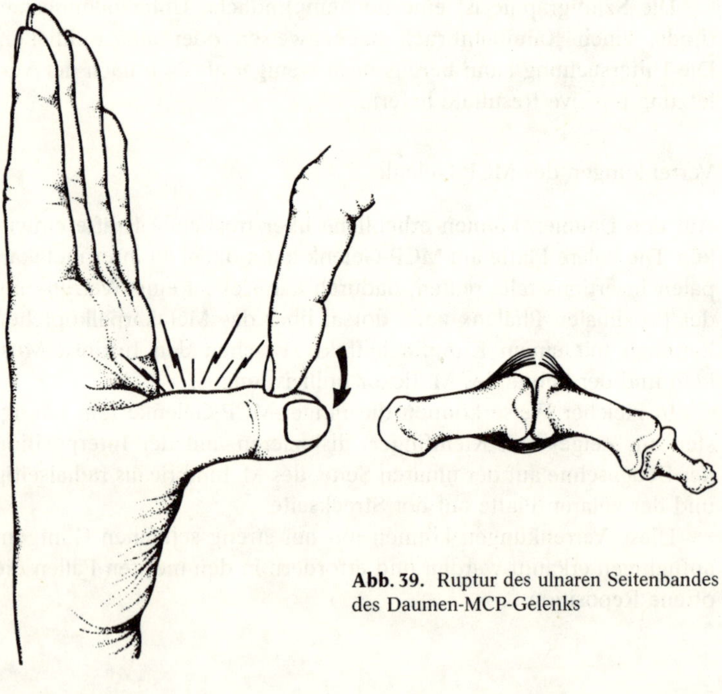

**Abb. 39.** Ruptur des ulnaren Seitenbandes des Daumen-MCP-Gelenks

# 5. Erworbene Deformitäten

Handdeformitäten können angeboren oder erworben sein. Die erworbenen Deformitäten sind häufig Folgen vorausgegangener Traumen von Gelenken, Sehnen oder Nerven, von fortschreitender Kontraktur der Palmarfaszie oder Folgen von Arthritis oder Arthrose.

## Hammerfinger (Mallet-Finger)

Beim Hammerfinger steht das distale Interphalangealgelenk in Beugestellung bei freier passiver, aber aufgehobener aktiver Streckfähigkeit (Abb. 40). Verletzungsursache ist gewöhnlich ein plötzlicher Schlag auf die Kuppe des gestreckten Fingers. Die Strecksehne kann an ihrer Insertionsstelle abreißen oder es kann eine knöcherne Aussprengung an der distalen Phalanx mit einem dorsalen Fragment, an welchem die Strecksehne ansetzt, vorliegen. Das DIP-Gelenk sollte immer mit untersucht werden, um eine zusätzliche Verletzung in diesem Bereich auszuschließen. Anterior-posteriore und streng seitliche Röntgenaufnahmen des PIP- und DIP-Gelenks gehören zur

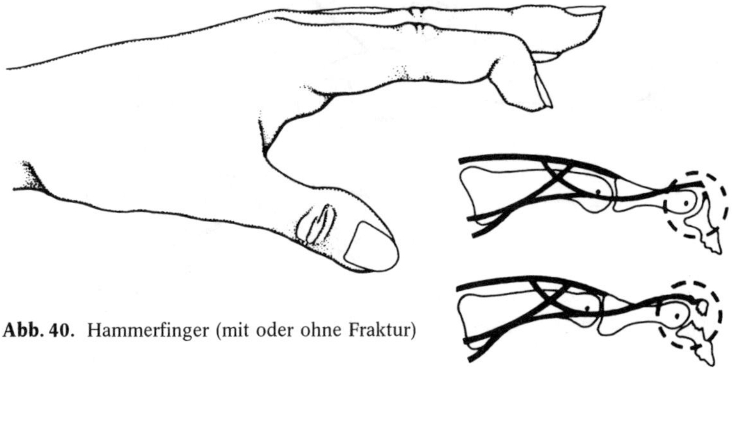

**Abb. 40.** Hammerfinger (mit oder ohne Fraktur)

Untersuchung. Eine perforierende Weichteilverletzung an der Streckseite des Endgelenks kann zur Durchtrennung der Strecksehne und zu einer Hammerfingerdeformität führen.

## Knopflochdeformität

Bei der Knopflochdeformität liegt eine Beugung im PIP-Gelenk bei Überstreckung im DIP-Gelenk vor (Abb. 41). Sie ist das Ergebnis einer Verletzung oder Erkrankung, bei welcher die Insertion der Strecksehne an der dorsalen Basis der Mittelphalanx reißt. Die Fasern, welche die Seitenzügel halten, werden fortschreitend gedehnt, so daß die Seitenzügel schließlich nach seitlich abweichen und volar der Gelenkachse des PIP-Gelenks zu liegen kommen. Sie werden so zu Flexoren des PIP-Gelenks. Diese Deformität ist nicht unbedingt unmittelbar nach der Verletzung vorhanden, sondern entwickelt sich im Laufe mehrerer Tage oder Wochen in dem Maße, wie die Seitenzügel nach volarwärts wandern.

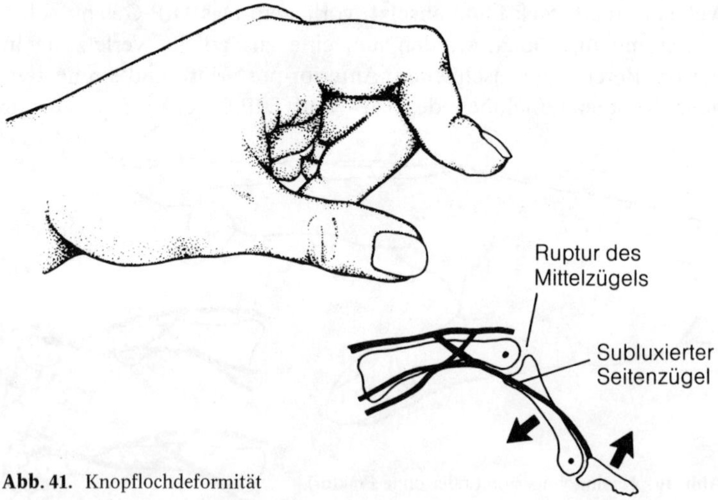


**Abb. 41.** Knopflochdeformität

## Schwanenhalsdeformität

Bei dieser Deformität steht das PIP-Gelenk in Überstreckung bei gebeugtem DIP-Gelenk (Abb. 42); Diese Deformität tritt bei verschiedenen Zuständen auf, wie z. B. bei der rheumatoiden Arthritis, bei bestimmten spastischen Zuständen, bei Verletzungen der volaren Platte des PIP-Gelenks oder bei veralteten Hammerfingerdeformitäten.

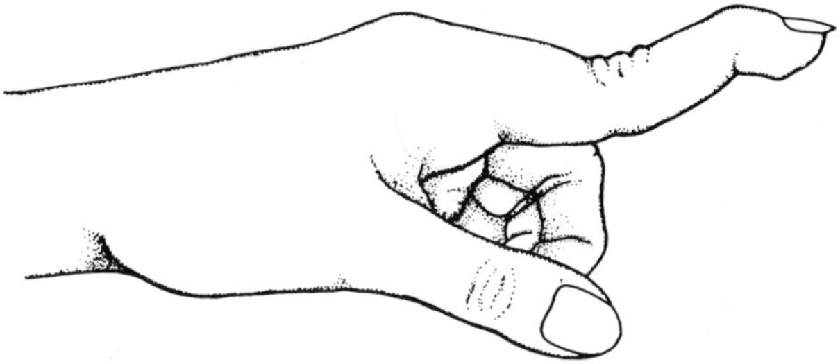

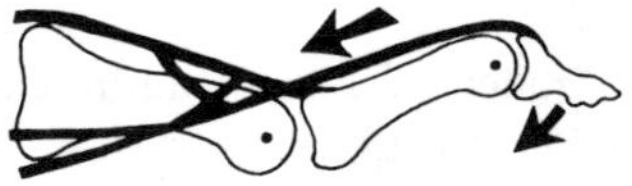

**Abb. 42.** Schwanenhalsdeformität

## Krallenhand

Die Krallenhanddeformität manifestiert sich durch das Abflachen des queren Hohlhandbogens und der Längsbögen mit Überstrekkung in den MCP-Gelenken und Beugung in den PIP- und DIP-Gelenken (Abb. 28 und 43). Die Deformität wird durch ein Ungleichgewicht zwischen den Intrinsic- und Extrinsic-Muskeln hervorgerufen. Die Intrinsic-Muskeln müssen dabei erheblich geschwächt oder gelähmt sein. Die langen Streckmuskeln überstrekken die MCP-Gelenke, die langen Beugermuskeln beugen die PIP- und DIP-Gelenke. Ein Verlust der Funktion der Intrinsic-Muskeln wird manchmal auch als „Intrinsic-minus-Situation" beschrieben.

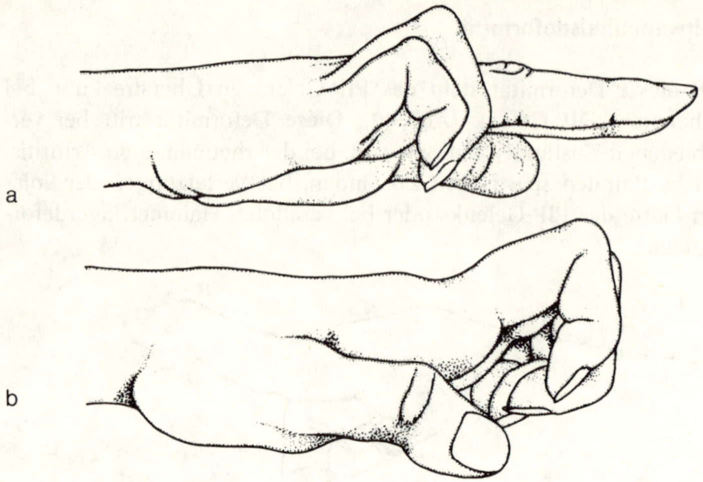


**Abb. 43.** **a** Krallenhand bei Lähmung des N. ulnaris und **b** kombinierter Lähmung von N. medianus und N. ulnaris

Die Krallenhand kann auftreten bei Läsionen des N. ulnaris, bei kombinierten Läsionen von N. medianus und N. ulnaris, bei Verletzungen des Plexus brachialis, bei Wirbelsäulenverletzungen, bei der Charcot-Marie-Tooth-Erkrankung etc.

## Dupuytren-Kontraktur

Die Dupuytren-Kontraktur ist eine Kontraktur der proliferierenden Längszüge der Palmaraponeurose, die sich zwischen der Haut und den Beugesehnen im distalen Hohlhandbereich und im Bereich der Finger befindet (Abb. 44). Die Beugesehnen sind nicht betroffen. Diese Kontraktur ist meistens am 4. und 5. Strahl lokalisiert. Im Anfangsstadium besteht ein Knoten, in fortgeschrittenen Stadien liegen fibröse Züge mit Beugekontraktur der Finger vor. Gewöhnlich sind Schmerzen nicht vorhanden; am häufigsten wird sie bei älteren Männern gesehen, familiäres Auftreten ist nicht ungewöhnlich.

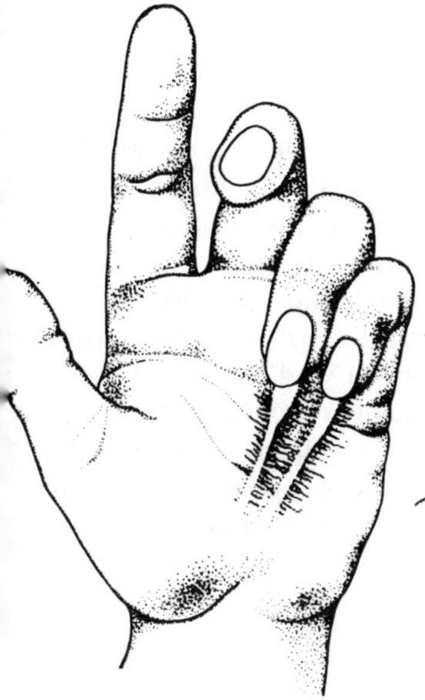

**Abb. 44.** Dupuytren-Kontraktur

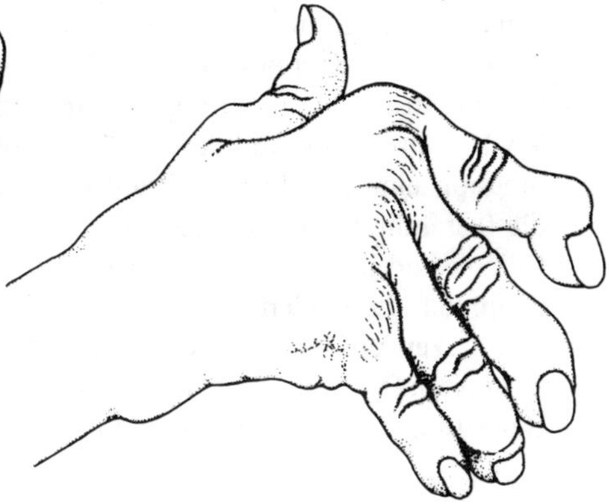

**Abb. 45.** Rheumatoide Arthritis der Hand mit ulnarer Deviation der Finger

## Rheumatoide Arthritis

Die rheumatoide Arthritis (CP) der Hand beginnt gewöhnlich mit versteiften, geschwollenen und schmerzhaften Fingern. Am häufigsten sind die MCP- und PIP-Gelenke betroffen. Steifigkeit und Schmerzen sind am Morgen unmittelbar nach dem Aufstehen am schlimmsten. Bei fortgeschrittener Krankheit kommt es häufig zu Fingerdeformierungen, und es kann sich die klassische ulnare Deviation der Finger entwickeln (Abb. 45). Häufig treten Schwanenhals- und Knopflochdeformitäten auf. Karpaltunnelsyndrom, Triggerfinger, Tenosynovitis des Handgelenks, schmerzhafte Beugesehnenscheidenentzündungen und Sehnenrupturen können vorkommen.

## Arthrosis deformans

Bei der Arthrose der Hand treten an den distalen Gelenken knöcherne Randwülste (Osteophyten) auf, die sog. Heberden-Knötchen (Abb. 46). Ähnliche knöcherne Veränderungen können an den Fingermittelgelenken vorkommen; hier werden sie Bouchard-Knötchen genannt. Die Grundgelenke sind nur selten betroffen.

Auch das Karpometakarpalgelenk des Daumens ist häufig von degenerativen Veränderungen betroffen (Rhizarthrose). Beim axialen Kompressions-Adduktions-Test (Abb. 47) wird bei axialer Kompression eine leichte Adduktion des Daumens durchgeführt, wobei die Instabilität und das Krepitieren leicht vom Daumen, der auf dem Gelenk und der Basis des Metakarpalknochens liegt, gefühlt werden kann. Ist das Gelenk betroffen, treten bei diesem Test (Abb. 47) Schmerzen auf. Die axiale Kompression und die Rotation sind oft schmerzhaft, wenn mit der proximalen Phalanx eine mahlende Bewegung auf dem 1. Karpometakarpalgelenk durchgeführt wird.

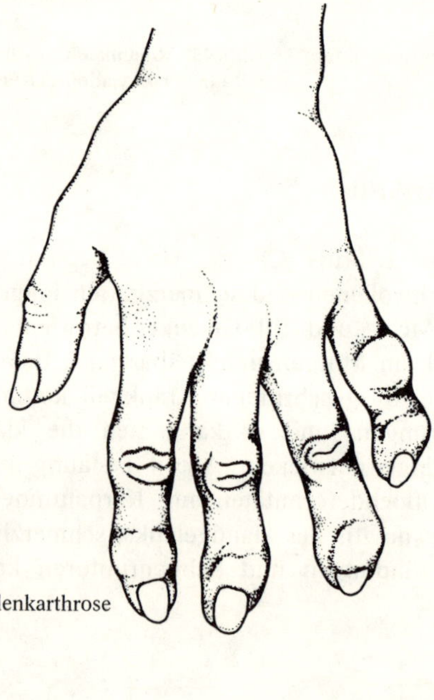

**Abb. 46.** Fingergelenkarthrose

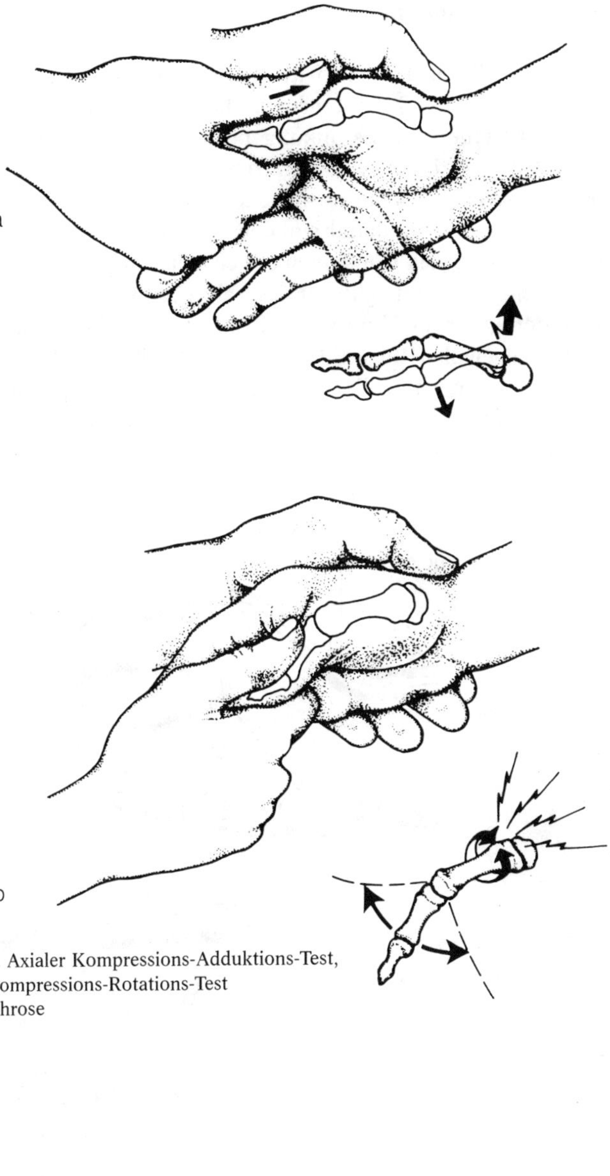


**Abb. 47.** **a** Axialer Kompressions-Adduktions-Test, **b** axialer Kompressions-Rotations-Test bei Rhizarthrose

## Quervain-Erkrankung

Eine unspezifische Tenosynovitis der Sehnen des M. abductor pollicis longus und des M. extensor pollicis brevis im 1. Strecksehnenfach ist als Quervain-Erkrankung bekannt. Dabei können Schmerzen und Krepitation über dem Processus styloideus radii auftreten; der Finkelstein-Test kann positiv sein (Abb. 48). Er wird ausgeführt, indem der in die Hohlhand eingebeugte Daumen von den Langfingern gefaßt und das Handgelenk nach ulnar abgekippt wird. Treten dabei Schmerzen auf, gilt der Test als positiv. Es ist wichtig, zwischen der Quervain-Tenosynovitis und der Arthrose im 1. Karpometakarpalgelenk (Rhizarthrose) zu unterscheiden. Dies geschieht durch die genaue Lokalisation von Mißempfindung und Schmerz, entweder im 1. Streckfach oder am Karpometakarpalgelenk des Daumens. Im Zweifelsfall können Röntgenaufnahmen die Situation klären.

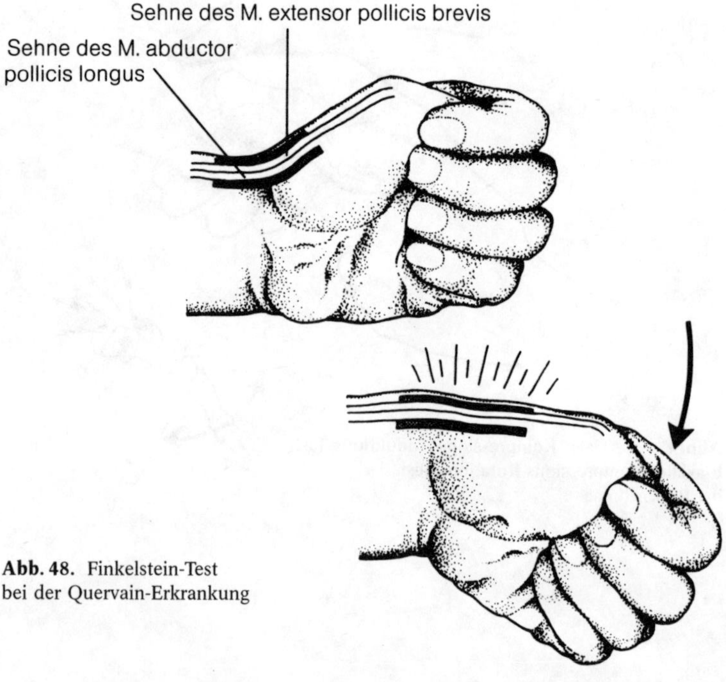


**Abb. 48.** Finkelstein-Test bei der Quervain-Erkrankung

## Triggerdaumen und -finger

Die stenosierende Tenosynovitis kann am Daumen oder jedem anderen Finger auftreten, kommt aber am häufigsten am Mittel- oder Ringfinger vor. Eine entzündliche Schwellung am 1. Ringband in Höhe des Grundgelenks führt zu einem Mißverhältnis zwischen dem Umfang der Sehne und dem Lumen des Ringbandes. Die Sehne kann unmittelbar proximal des Ringbandes verdickt sein. Diese Größenunterschiede können zu einem Schnappphänomen oder einer Blockierung führen, wobei der Daumen oder die Finger gebeugt oder gestreckt gehalten werden (Abb. 49). Bei der Palpation der Beugesehne in Höhe des MCP-Gelenks können deutliche Schmerzen ausgelöst werden.

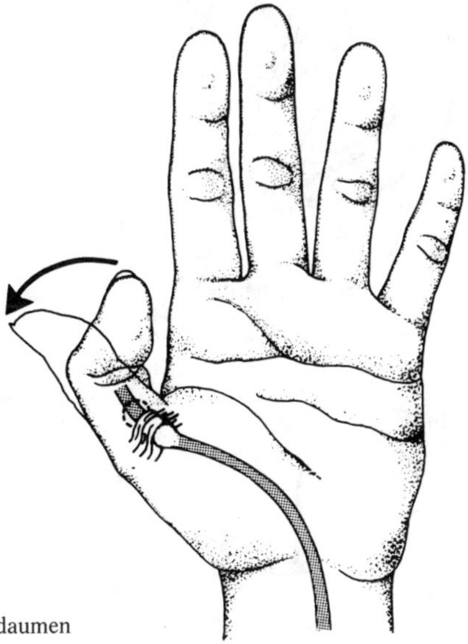

**Abb. 49.** Triggerdaumen

## Karpaltunnelsyndrom

Das Karpaltunnelsyndrom ist ein Kompressionssyndrom des N. medianus in Handgelenkhöhe, wo der Nerv den Karpaltunnel passiert (Abb. 50). Die Patienten klagen über Einschlafen der Hände und erwachen häufig nachts mit Taubheitsgefühl, Schmerzen und Kribbeln in Daumen, Zeige-, Mittel- und Ringfinger. Der Kleinfinger

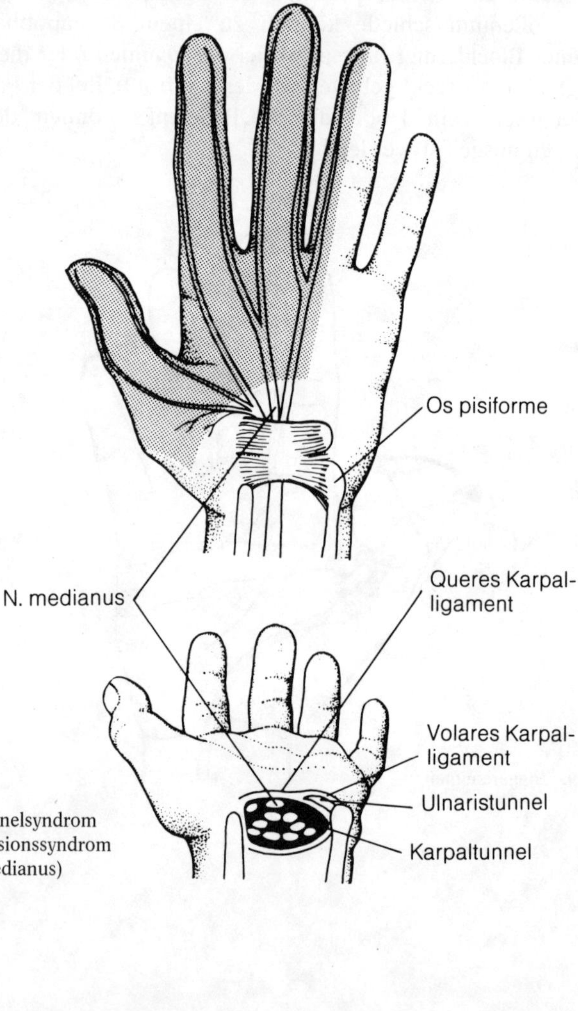


**Abb. 50.**
Karpaltunnelsyndrom (Kompressionssyndrom des N. medianus)

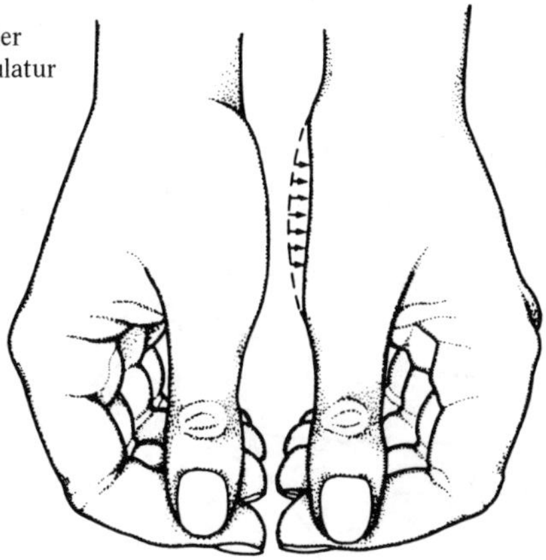

**Abb. 51.** Atrophie der Daumenballenmuskulatur

ist gewöhnlich nicht betroffen. Viele Patienten klagen auch über Schmerzen am Unterarm, manchmal sogar bis hoch in die Schulter ziehend. Diese Symptome treten beispielsweise auf beim Autofahren oder während anstrengender Handarbeiten. Die Erkrankung findet sich häufiger bei Frauen als bei Männern. Die dominante Hand ist häufiger betroffen, wobei die Symptome allerdings beidseitig auftreten können. Das Karpaltunnelsyndrom kann im Rahmen einer rheumatoiden Arthritis auftreten oder als Komplikation einer distalen Radiusfraktur. Es wird bei einer Vielzahl von Erkrankungen beobachtet, wie Diabetes oder Schilddrüsenerkrankungen, oder auch in der Schwangerschaft. Allerdings haben die meisten Patienten mit Karpaltunnelsyndrom keine weiteren Systemerkrankungen.

Die Hand sieht in der Regel unauffällig aus, bei langdauernder Anamnese allerdings kann eine Atrophie der vom N. medianus innervierten Thenarmuskeln vorliegen (Abb. 51).

Das Beklopfen des N. medianus in Höhe der Handgelenkbeugefalte kann bis in die Hand ausstrahlende Parästhesien erzeugen (Tinel-Zeichen; Abb. 52). Das Handgelenkbeugezeichen (Phalen-Test; Abb. 53) wird geprüft, indem die Ellenbogen auf einem Tisch aufgestützt sind, wobei die Hände in Volarflexion fallen und so für

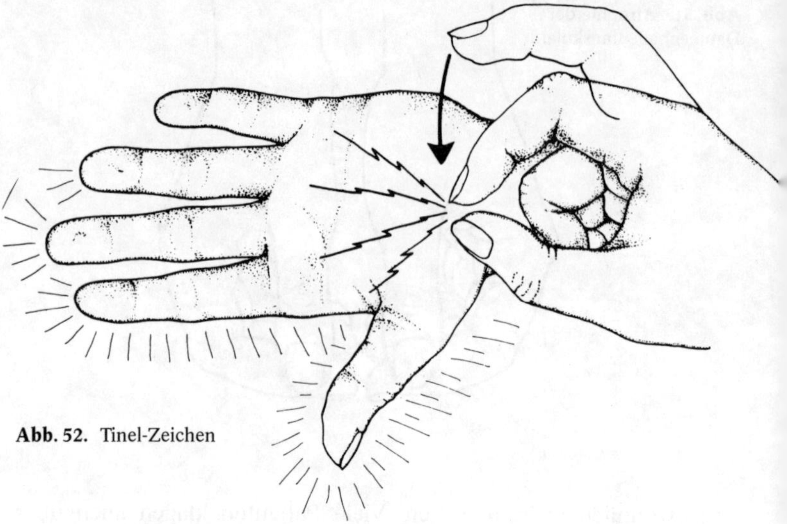

**Abb. 52.** Tinel-Zeichen

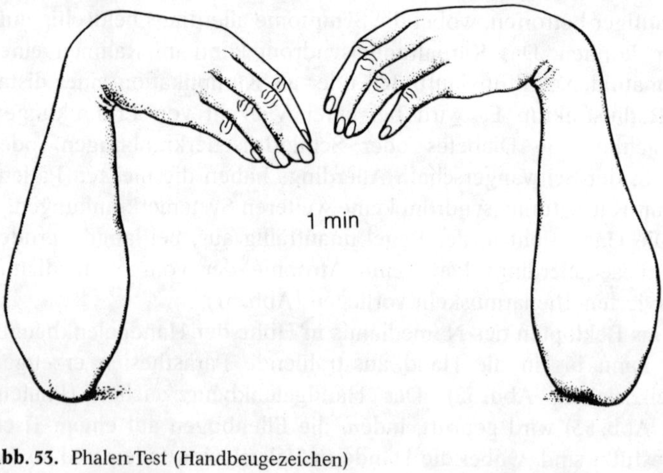


**Abb. 53.** Phalen-Test (Handbeugezeichen)

1 min gehalten werden. Beim Vorliegen eines Karpaltunnelsyndroms werden in dieser Stellung Parästhesien in der Hand ausgelöst. Der Tourniquettest besteht im Anlegen einer Blutdruckmanschette (200 mm Hg) über 2 min, wobei im positiven Fall Schmerzen, Taubheitsgefühl und Parästhesien im Versorgungsgebiet des N. medianus ausgelöst werden können.

Wenn es dem Patienten aufgrund von Schmerzen oder eingeschränkter Beweglichkeit nicht möglich ist, das Handgelenk zu beugen, kann eine direkte Kompression des N. medianus durch Daumendruck über 1–2 min zwischen den Sehnen des M. pollicis longus und des M. flexor carpi radialis auf Höhe der distalen Handgelenkbeugefalte ausgeübt werden. Wenn dabei ein unangenehmes Gefühl oder Parästhesien im Versorgungsgebiet des N. medianus oder unterschiedliche Empfindungen im Vergleich zur gesunden Gegenseite auftreten, läßt dies auf ein mögliches Karpaltunnelsyndrom schließen.

## Kubitaltunnelsyndrom

Taubheit oder Parästhesien im Bereich des Ring- und Kleinfingers lassen an die Möglichkeit eines Kompressionssyndroms des N. ulnaris denken. Einer Kompression kann der N. ulnaris im Bereich des Kubitaltunnels am Ellenbogen und im Guyon-Kanal am Handgelenk ausgesetzt werden. Der Kubitaltunnel ist der osteofibröse Kanal, durch den der N. ulnaris hinter dem Epicondylus medialis des Humerus hindurchzieht. Es gibt vielfältige Gründe für eine Läsion des Nervs an dieser Stelle, z. B. Hypermobilität oder Subluxierbarkeit des Nervs aus dem Kubitaltunnel oder Veränderungen der Anatomie des Ellenbogens. Ein Kompressionssyndrom des N. ulnaris innerhalb des Kubitaltunnels kann durch Auslösen eines positiven Tinel-Zeichens und durch Parästhesien an Ring- und Kleinfinger bei Ellenbogenbeugung über 2 min diagnostiziert werden. Ist der N. ulnaris in Höhe des Kubitaltunnels eingeklemmt, kann zusätzlich ein Taubheitsgefühl an der dorsoulnaren Seite der Hand zu den Parästhesien an Ring- und Kleinfinger auftreten. Bei weiter fortgeschrittenem Kubitaltunnelsyndrom ist die 2-Punkte-Diskrimination im Versorgungsgebiet des N. ulnaris pathologisch und es kommt zu Muskelschwäche und/oder Schwund der vom N. ulnaris innervierten Intrinsic-Muskeln. Die klinische Untersuchung zeigt ein positives Froment-Zeichen, den Schwund des 1. dorsalen M. interosseus, die Unfähigkeit, Zeige- und Mittelfinger zu überkreuzen sowie Ring- und Kleinfinger einzukrallen. Bei einer Kompression des N. ulnaris am Handgelenk kommt es zu einem positiven Tinel-Zeichen beim Beklopfen des N. ulnaris im Guyon-Kanal und zu einem positiven Phalen-Test mit Parästhesien an Ring- und Kleinfinger. Eine Sensibilitätsminderung im Bereich der dorsoulnaren Handseite fehlt. Abhängig von Ort und Schweregrad der Kompression kann ein pathologischer 2-Punkte-Diskriminationstest und/oder eine Schwäche der ulnaren Intrinsic-Muskeln vorliegen.

## Epicondylitis lateralis humeri

Obwohl diese Krankheit häufig als Tennisellenbogen bezeichnet wird, tritt sie jedoch meistens bei Personen auf, die wiederholt einförmige manuelle Arbeit verrichten. Die Schädigung spielt sich am Ansatz des M. extensor carpi radialis brevis am Epicondylus lateralis humeri ab. Die Beschwerden werden verstärkt durch Anheben des Unterarms oder einer Last in Pronationsstellung bei extendiertem Handgelenk. Bei der Untersuchung findet sich ein umschriebener punktförmiger Schmerz am Epicondylus lateralis. Der Schmerz kann reproduziert werden, wenn der Patient das Handgelenk gegen Widerstand bei ausgestrecktem Ellenbogen und proniertem Unterarm streckt.

# 6. Angeborene Anomalien

Bei der Untersuchung von Händen trifft man oft auf angeborene Defekte, die genau und vollständig registriert werden müssen. In der Vergangenheit hat der Gebrauch verschiedener griechischer und lateinischer Bezeichnungen zur Beschreibung häufiger Fehlbildungen nur zur Verwirrung vieler Kliniker geführt. Es sollte eine Klassifikation benutzt werden, mit welcher die Fälle entsprechend der Teile, die durch bestimmte embryologische Mißbildungen betroffen sind, eingeteilt werden.

Man geht davon aus, daß die verschiedenen klinischen Bilder von Gliedmaßenfehlbildungen verschiedenartig ausgeprägte Grade von Gewebeuntergängen des ektomesenchymalen Gewebes widerspiegeln, das sich an der seitlichen Körperwand des wachsenden Embryos entwickelt. Die Gliedmaßenknospe tritt in der 4. Schwangerschaftswoche auf. Die Knospen wachsen und differenzieren sich während der folgenden 4 Wochen sehr schnell von proximal nach distal. Jeder Faktor, exogener oder sonstiger Art, der die schrittweise ablaufende Differenzierung während dieser Periode stört, erzeugt einen Defekt in der Entwicklungsperiode, in der er wirksam wird.

Angeborene Mißbildungen sollten in die folgenden Kategorien eingeteilt werden, so wie sie von der Amerikanischen Gesellschaft für Handchirurgie und der Internationalen Gemeinschaft der handchirurgischen Gesellschaften vorgeschlagen wurden:

1. Fehler in der Bildung von Teilen (Entwicklungsstop)
2. Differenzierungsfehler (Ausbildung) von Teilen
3. Verdoppelung
4. Übermäßiges Wachstum (Gigantismus)
5. Zu geringes Wachstum (Hypoplasie)
6. Angeborene Schnürringsyndrome
7. Generalisierte Skelettabnormitäten

## Entwicklungsfehler

Die Gruppe der Entwicklungsfehler ist die Gruppe angeborener Mißbildungen, die durch Fehlen oder Stopp in der Gliedmaßenausbildung entweder komplett oder nur teilweise auftritt. Diese Gruppe wird in 2 Klassen unterteilt, transverse und longitudinale.

### Transverse Mißbildungen

Transverse Mißbildungen repräsentieren die sog. kongenitalen Amputationen, die von der Aphalangie (Fehlen der Finger) bis zur Amelie (Fehlen der ganzen Extremität) reichen. Die Stümpfe sind gewöhnlich gut gepolstert und können rudimentäre Finger oder Grübchen aufweisen. Einer der häufigsten Defekte in dieser Gruppe ist die Amputation kurz unterhalb des Ellenbogens, sie wird klassifiziert als eine transverse (T), linke oder rechte (L-R), Unterarm-(UA), obere 1/3-Mißbildung.

### Longitudinale Mißbildungen

Longitudinale Mißbildungen erfassen alle anderen Gliedmaßenmißbildungen dieser Gruppe. Bei der Beschreibung der longitudinalen Mißbildungen werden alle gänzlich oder teilweise fehlenden Knochen benannt. Diese Mißbildungen reflektieren die Teile der präaxialen (radialen) und postaxialen (ulnaren) Anteile der Gliedmaße und umfassen die longitudinalen Entwicklungsfehler des gesamten Gliedes (Phokomelien) oder nur die radialen, zentralen oder ulnaren Anteile der Gliedmaße.

Ein Beispiel einer segmentalen Mißbildung wäre die Phokomelie (die Hand ist am Rumpf befestigt). Diese würde wie folgt klassifiziert: longitudinal (L), links oder rechts (L-R), Humerus (Hu), Radius (Ra), Ulna (Ul).

Auf der radialen (präaxialen) Seite der Gliedmaße können folgende Anteile fehlen: von den Thenarmuskeln bis zum kurzen Wanderdaumen, von Karpal- und Metakarpalknochen sowie Radius bis zur sog. radialen Keulenhand. Die Klassifikation longitudinal, rechts, Radius, proximales 1. Drittel, teilweise karpal, 1. Strahl wäre eine Fehlbildung mit einem teilweisen Fehlen des Radius und der karpalen Knochen sowie fehlendem Daumen der rechten Seite.

Zentrale Fehlbildungen schließen Fehlbildungen der mittleren 3 Finger ein: Zeige-, Mittel- und Ringfinger, manchmal auch der karpalen Knochen. Der Mittelfinger fehlt bei der sog. Krebsscherenhand.

Bei ulnaren Fehlbildungen kann der Klein- oder Ringfinger fehlen und kann mit einem teilweisen oder kompletten Fehlen der ulnaren sowie der karpalen Knochen vergesellschaftet sein. Diese Fehlbildungen werden in gleicher Weise eingeteilt.

## Mißbildungen hinsichtlich der Differenzierung (Separation)

Differenzierungsfehler bilden die Kategorie, in der sich zwar die Einheiten entwickelt haben, aber die endgültige Form nicht ausgebildet ist. Die homogene Anlage teilt sich in verschiedene Gewebe von Knochen, dermomyofaszialen oder neurovaskulären Elementen, wie sie in normalen Gliedmaßen gefunden werden, aber sie differenzieren nicht vollständig aus oder es fehlt die Teilung. Ein Beispiel am Unterarm ist die Synostose (Fusion von Knochen, die normalerweise getrennt sind) des proximalen Radius und der Ulna. Im Bereich des Handgelenks findet man häufig eine Fusion von Karpalknochen, genau wie eine Fusion von 2 oder mehr Metakarpalknochen. Als Synphalangismus wird die End-zu-End-Fusion der proximalen Interphalangealgelenke bezeichnet. Die Syndaktylie ist die bei weitem häufigste Deformität in dieser Gruppe. Der Differenzierungsfehler kann von der einfachen Hautbrücke bis zur Fusion ganzer Teile reichen. Kontrakturen auf dem Boden von Differenzierungsfehlern von Muskeln, Bändern und Kapselstrukturen werden häufig gefunden. Sie reichen vom einfachen Triggerdaumen zu Flexionskontrakturen des Kleinfingers (Kamptodaktylie) und zur schweren Arthrogrypose der Hand.

Seitliche Abweichungen oder Fehlstellungen aufgrund asymetrischer Abnormitäten der Finger (Klinodaktylie) kommen ebenfalls vor.

## Verdoppelung

Verdoppelungsmißbildungen sind wahrscheinlich das Ergebnis eines umschriebenen Gewebeuntergangs in der Gliedmaßenknospe und der ektodermalen Kappe in einem sehr frühen Entwicklungsstadium, so daß ein Splitten der embryonalen Teile auftritt. Diese Defekte reichen von der Polydaktylie (zu viele Finger) zur Zwillings- oder Spiegelhand (Verdoppelung der Finger). Sie werden entsprechend der vorhandenen Teile oder Gewebe eingeteilt. Polydaktylie ist die am häufigsten vorkommende Deformität in dieser Gruppe. Sie kann entweder radial (Verdoppelung des Daumens, teilweise oder komplett), zentral (3 Mittelfinger) oder ulnar (Verdoppelung des Kleinfingers partiell oder komplett) auftreten. Daumen- und Kleinfingerverdoppelungen sind am häufigsten.

## Übermäßiges Wachstum (Gigantismus)

Übermäßiges Wachstum kann die gesamte Gliedmaße oder einzelne Teile betreffen. In einigen Fällen sind die Skelettanteile übermäßig groß bei normal erscheinendem Weichteilgewebe. Andere weisen vermehrtes Fett-, lymphatisches und Bindegewebe auf; in diesen Fällen können Neurofibrome, Lymphangiome oder Angiome vorkommen. Eine häufig auftretende Deformität in dieser Gruppe ist der Gigantismus von Fingern; es kann gleichzeitig eine Syndaktylie auftreten. Diese Situation wurde als ein Gigantismus des Fingers mit sekundärer Syndaktylie klassifiziert.

## Minderwuchs (Hypoplasie)

Minderwuchs oder Hypoplasie beschreibt Defekte oder eine inkomplette Entwicklung der Teile. Dieser kann sich in der ganzen Extremität oder ihren Einheiten manifestieren. Die Hypoplasie kann jede der folgenden Anteile betreffen: Haut und Fingernägel, Muskeln und Sehnen, Gefäße und Nerven sowie die Extremitäten (Oberarm,

Unterarm oder Hand). Ein abnorm kurzer, sonst aber vollständig ausgeformter Metakarpalknochen wird Brachymetakarpie genannt. Der Begriff Brachyphalangie bezeichnet abnorm kurze Mittelphalangen.

## Angeborenes Schnürringsyndrom

Bei dieser Abnormität handelt es sich um eine zirkuläre Einschnürung der Weichteile einer Extremität. Ob es sich um einen Entwicklungsfehler oder eine mechanische Schnürung durch amniotische Bänder handelt, ist nicht klar. Die Entwicklungsstörungen der Weichteilgewebe distal der Einschnürung können mit Verschmelzung von Weichteilen der distalen Anteile vergesellschaftet sein oder sogar bis zur Amputation führen. In den Fällen, in denen es zu einer Störung der Durchblutung kommt, ist zum Erhalt des befallenen Gliedmaßenabschnittes die Indikation zur chirurgischen Behandlung gegeben.

## Generalisierte Skelettabnormitäten (Madelung-Deformität)

Diese angeborene Anomalie besteht aus einer Hypoplasie der distalen Ulna und der ulnaren Seite des distalen Radius. Sie tritt häufiger beim weiblichen als beim männlichen Geschlecht und typischerweise beidseits auf. Die Deformität wird erst beim heranwachsenden Kind sichtbar. Ein ähnliches Erscheinungsbild kann manchmal nach Infektion oder Trauma entstehen.

6 8

# 7. Tumoren

Der häufigste Weichteiltumor der Hand ist das Ganglion (Abb. 54). Es handelt sich um ein festes zystisches Gebilde mit gut abgegrenzter, glatter Oberfläche, gegenüber der Unterlage nicht verschieblich. Es sitzt im Bereich des volaren oder dorsalen Handgelenks und hat seinen Ursprung in der Handgelenkkapsel. Die in der Hohlhand in der Nähe der Fingergrundgelenkbeugefalte von der Beugesehnenscheide ausgehenden Ganglien können schmerzhaft sein.

Eine Schleimzyste ist ein zystischer Tumor, der wie ein Ganglion imponieren kann, an der Streckseite des Fingers zwischen distalem Interphalangealgelenk und Fingernagel gelegen (Abb. 55). Sie ist

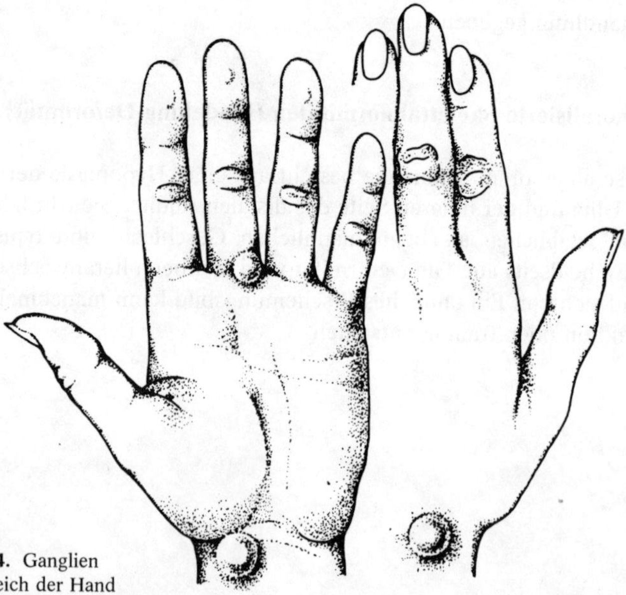

**Abb. 54.** Ganglien im Bereich der Hand

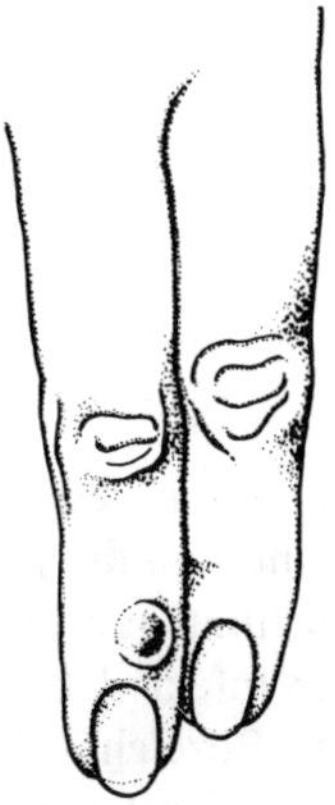

**Abb. 55.** Schleimzyste

vergesellschaftet mit der Arthrose des DIP-Gelenks, geht vom Gelenk aus, ist dünnwandig und kann mit Rillenbildung des Fingernagels distal der Zyste einhergehen. Kommt es zur Ruptur einer solchen Zyste, kann ein Gelenkempyem entstehen.

Andere Weichteiltumoren der Hand, die als umschriebene Schwellungen imponieren können, sind die Riesenzelltumoren der Sehnenscheide, die pigmentierte villonodulare Synovitis und die Epidermoidzysten.

Maligne Tumoren der Weichteilgewebe und der Knochen kommen an der Hand selten vor. Jedoch können Hautkarzinome (Basaliome und Spinaliome) am Handrücken bei älteren Patienten auftreten. Das maligne Melanom an der Hand findet sich häufig subungual.

Primäre Knochentumoren der Hand imponieren klinisch als Schwellung und/oder Schmerzen lokal über dem betroffenen Gebiet. Der Tumor wird röntgenologisch lokalisiert und die Diagnose durch Biopsie gesichert. Der häufigste Knochentumor der Hand ist das Enchondrom. Es fällt oftmals erst durch eine Fraktur in diesem geschwächten Bereich auf.

# 8. Infektionen

## Paronychie

Eine Paronychie ist eine Infektion des Weichteilgewebes des Nagelfalzes um den Fingernagel herum, die gewöhnlich im Bereich eines eingewachsenen Nagels beginnt und durch Staphylokokken verursacht wird (Abb. 56 a). Der Infekt dehnt sich um das Eponychium des Nagels aus, daher die Bezeichnung „Umlauf". Die infizierte Stelle ist rot, geschwollen und sehr schmerzhaft, mit gelegentlich purulenter Absonderung am Nagelrand.

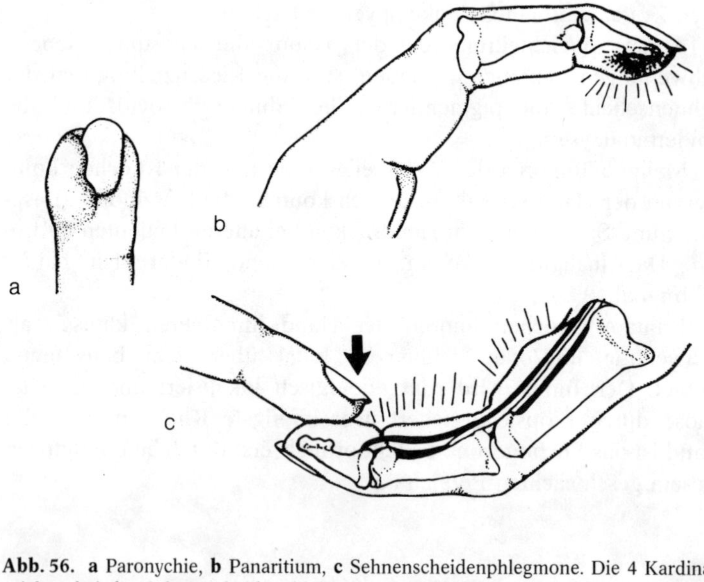


**Abb. 56.** **a** Paronychie, **b** Panaritium, **c** Sehnenscheidenphlegmone. Die 4 Kardinalzeichen bei der Sehnenscheidenphlegmone sind: leichte Beugestellung, Schmerzen im Verlauf der Sehnenscheide sowie bei passiver Streckung

## Panaritium

Ein Panaritium ist ein tiefer Infekt der Weichteile der Fingerbeere (Abb. 56 b). Das Endglied ist geschwollen, rot und extrem schmerzhaft. In aller Regel ist eine Inzision erforderlich. Üblicherweise handelt es sich um eine Staphylokokkeninfektion, die auf die distale Phalanx übergreifen und eine Osteomyelitis auslösen kann.

## Sehnenscheidenphlegmone

Die Infektion der Sehnenscheide im Fingerbereich stellt sich klinisch dar als Schwellung, leichte Beugung des Fingers mit Schmerzhaftigkeit im Sehnenscheidenverlauf und Schmerzakzentuierung bei passiver Streckung des Fingers (Abb. 52 c). Diese Symptome entsprechen den 4 Kanavel-Zeichen der Beugesehnenscheidenphlegmone.

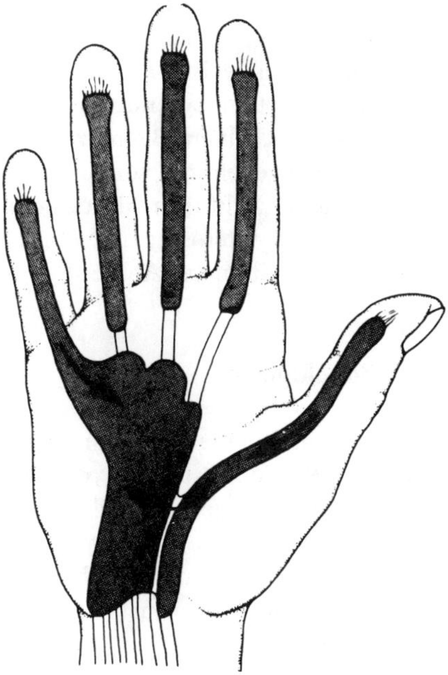

**Abb. 57.** Sehnenscheiden der Beugesehnen

Wenn die Sehnenscheide des Kleinfingers oder Daumens primär betroffen ist, kann sich die Infektion bis zum Handgelenk ausbreiten, wo die Sehnenscheiden kommunizieren, und es kann sich so die klassische V-Phlegmone entwickeln (Abb. 57). Die Sehnenscheiden von Zeige-, Mittel- und Ringfinger reichen zwar bis in die Hohlhand, aber nicht bis zum Handgelenk. Strepto- und Staphylokokken sind die häufigsten Keime.

Es handelt sich um sehr schwerwiegende Infektionen, welche die ganze Sehnenscheide einnehmen können und die sofortige Behandlung erfordern.

## Infektionen der Handräume

Infektionen des Thenar- und Mittelhandraums sind selten. Bei einer solchen Infektion kann der Handrücken stärker geschwollen sein als die Hohlhand. Dies sollte den Untersucher nicht fehlleiten. Die üblichen Befunde Rötung, Druckschmerzhaftigkeit und gelegentlich auftretende Fluktuation weisen auf den Abszeß hin.

Der Thenarraum ist ein potentieller Raum volar des M. adductor pollicis (Abb. 58). Eine ulnare Begrenzung ist vom Mittelhandraum durch eine Faszie gegeben, die vom 3. Metakarpalknochen ausgeht und zur Palmarfaszie zieht. Der Mittelhandraum ist der potentielle Raum volar der Mm. interossei und dorsal der Beugesehnen von Mittel-, Ring- und Kleinfinger (Abb. 59).

## Menschenbißinfektionen

Menschenbisse sind häufig am Handrücken in Höhe der MCP-Gelenke lokalisiert. Sie entstehen, wenn während einer Auseinandersetzung ein Schlag gegen die Zähne des Gegners geführt wird. Von Bedeutung ist, daß die Wunde primär blande und unauffällig aussieht, gewöhnlich aber mit einer hochvirulenten Bakterionflora kontaminiert ist. Es handelt sich um eine schwere Verletzung, die sofortiger chirurgischer Behandlung bedarf.

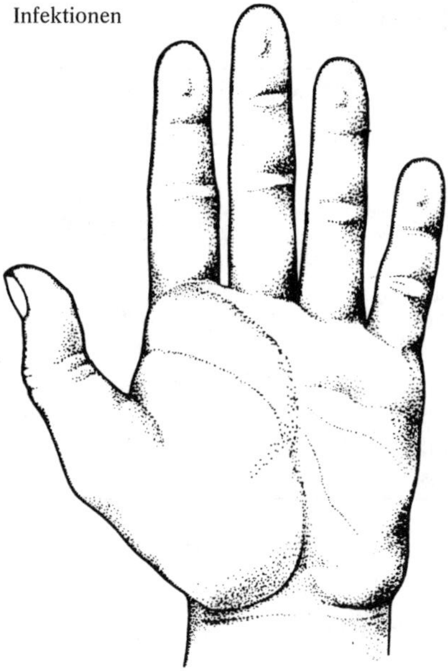

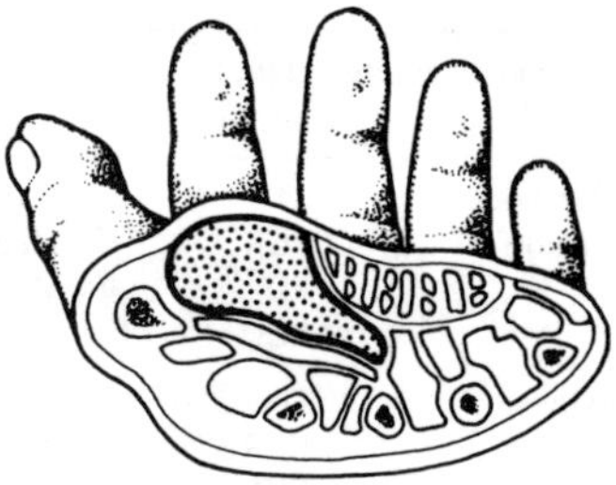

**Abb. 58.** Infektion des Thenarraums

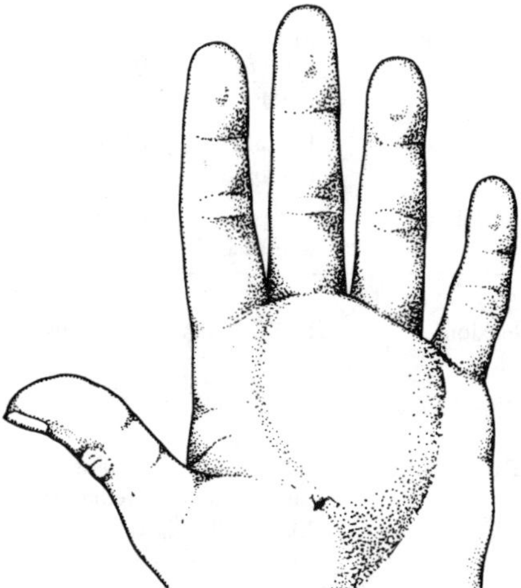

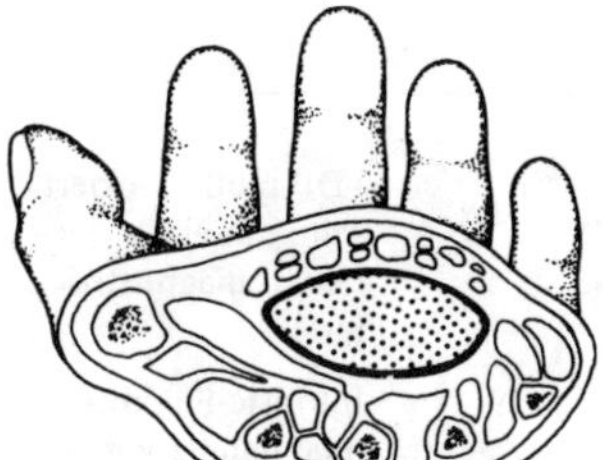

**Abb. 59.** Infektion des Mittelhandraums

# Anhang A Anatomie-Übersicht

| Gelenkbewegung | Hauptmuskel[a] | Nerv | Abb. Nr.[b] | Anmerkungen |
|---|---|---|---|---|
| *Handgelenk* | | | | |
| Flexion | FCR<br>PL<br>FCU | Medianus<br>Medianus<br>Ulnaris | | Fehlen: Schwache Handbeugung durch FDS und FDP |
| Extension | ECRL<br>ECRB<br>ECU | Radialis | 7, 9, 12 | Fehlen: „Fallhand“ |
| Radiale Deviation | ECRL<br>FCR | Radialis<br>Medianus | | |
| Ulnare Deviation | ECU<br>FCU | Radialis<br>Ulnaris | | |
| *Finger-MCP* | | | | |
| Flexion | Interossei<br>lumbricales | Ulnaris<br>Medianus (Zeige- und Mittelfinger)<br>Ulnaris (Ring- und Kleinfinger) | 39 | Fehlen: „Krallenhand“ |
| Extension | EDC<br>EIP<br>EDM | Radialis | 7, 11, 29 | Fehlen: MCP-Streckdefizit |
| Abduktion | Dorsale interossei | Ulnaris | 15, 16 | |
| Adduktion | Volare interossei | Ulnaris | | |
| *Finger-PIP* | | | | |
| Flexion | FDS | Medianus | 6 | FDP muß blockiert sein, um einen Ausfall zu diagnostizieren |
| Extension | Interossei<br>lumbricales<br>EDC, EIP, EDM | Ulnaris<br>Medianus und Ulnaris<br>Radialis | 39 | Intrinsic-Funktion unabhängig von der MCP-Stellung: Extrinsic-Funktion nur bei gebeugtem oder in 0°-Stellung stehendem MCP (d. h. MCP nicht überstreckt) |

| Gelenkbewegung | Hauptmuskel[a] | Nerv | Abb. Nr.[b] | Anmerkungen |
|---|---|---|---|---|
| *Finger-DIP* | | | | |
| Flexion | FDP | Medianus (Zeige- und Mittelfinger)<br>Ulnaris (Ring- und Kleinfinger) | 5 | |
| Extension | – | – | | Kräftige DIP-Streckung von aktiv möglicher PIP-Streckung abhängig |
| *Daumen-CMC* | | | | |
| Flexion-Adduktion | AdP<br>Ulnar $\frac{1}{2}$ FPB<br>1. dorsaler Interosseus<br>FPL | Ulnaris<br>Ulnaris oder Medianus<br>Ulnaris<br>Medianus | 14 | |
| Extension-Abduktion | EPL, EPB<br>APL<br>APB | Radialis<br>Radialis<br>Medianus | 8, 10 | |
| Opposition (Pronation) | APB<br>Radial $\frac{1}{2}$ FPB<br>OP | Medianus | 3B, 13 | Zusammengesetzte Bewegung |
| Supination | EPL | Radialis | | |
| *Daumen-MCP* | | | | |
| Flexion | FPL<br>Thenare Intrinsic-Muskeln außer OP) | Medianus<br>Medianus<br>Ulnaris | | |
| Extension | EPB | Radialis | 8 | |
| *Daumen-IP* | | | | |
| Flexion | FPL | Medianus | 4 | |
| Extension | EPL | Radialis | 10 | Schwache IP-Streckung auch durch die Intrinsic-Muskeln |

[a] Erbringt eine bestimmte Funktion, muß aber nicht den „stärksten", an diesem Gelenk wirkenden Muskel darstellen.

[b] Zusätzlich noch die Abb. 18, 19 und 21.

# Anhang B Empfehlungen für klinische Messungen

## Sensibilität

2-Punkte-Diskrimination mit einem stumpfen Instrument, gemessen in der Längsachse des Fingers (s. Abb. 24). Der angewandte Druck sollte nicht zu einem Abblassen der Haut führen.

Einstufung

Normal: weniger als 6 mm
Ausreichend: 6–10 mm
Schlecht: 11–15 mm
Schutzsensibilität: Es wird nur ein Punkt wahrgenommen
Asensibel: Es wird keine Berührung wahrgenommen

## Kraft

Kraft des Grobgriffes

Die korrekte Position zur Messung der Griffstärke ist der bequem am Ellenbogen aufgelegte Oberarm bei 90° gebeugtem Ellenbogengelenk, wobei Unterarm und Hand nicht unterstützt werden. Es wird ein Quetschdynamometer zur Durchführung von aufeinanderfolgenden Messungen benutzt: Registrieren und Berechnen des relativen Prozentualwertes im Vergleich zum Wert vor der Behandlung wie zum Wert der kontralateralen Hand. Zu beachten ist, daß es sich nicht um eine prozentuale Abschätzung der klinischen Beeinträchtigung oder Verbesserung handelt, sondern nur um einen Indikator der Verbesserung oder der Verschlechterung der Situation.

Klemmgriff

Verwendung eines Klemmgriffdynamometers. Beim Schlüsselgriff liegt die Daumenkuppe auf der radialen Seite der Mittelphalanx des Zeigefingers. Es ist der am häufigsten gebrauchte und bevorzugte Wert. Es werden 3 aufeinanderfolgende Versuche gemessen und der relative Prozentualwert im Vergleich zum Wert vor der Behandlung sowie im Vergleich zur kontralateralen Hand berechnet. Der Kuppenklemmgriff (umgekehrter Schlüsselgriff: Kuppe des Zeigefingers auf der ulnarseitigen Daumenkuppe) ist weniger kraftvoll als der Schlüsselgriff. Es werden dieselben Messungen wie für den Schlüsselgriff vorgenommen. Zu beachten ist, daß es sich nicht um eine prozentuale Berechnung der klinischen Beeinträchtigung oder Verbesserung handelt, sondern nur um einen Indikator der Verbesserung oder Verschlechterung der Situation.

## Beweglichkeit

Totale passive Beweglichkeit

Die Summe der Winkel, die vom MCP-, PIP- und DIP-Gelenk bei maximaler passiver Flexion gebildet wird, minus der Summe der Winkel der Differenzen zur kompletten Extension jeder dieser 3 Gelenke ergibt die totale passive Beweglichkeit (TPM):

$$(\text{MCP} + \text{PIP} + \text{DIP}) - (\text{MCP} + \text{PIP} + \text{DIP}) = \text{totale Beugung} - \text{totales Streckdefizit} = \text{TPM}$$

Totale aktive Beweglichkeit

Die Summe der Winkel, die nur von den MCP-, PIP- und DIP-Gelenken bei der maximalen aktiven Beugung erreicht wird, d. h. die Faustposition minus das gesamte Extensionsdefizit im MCP-, PIP- und DIP-Gelenk bei aktiver Fingerstreckung ergibt die totale aktive Beweglichkeit (TAM). Eine bedeutende Überstreckung in jedem Gelenk, besonders im PIP- und DIP-Gelenk wird als ein Streckdefizit registriert und ist in das totale Streckdefizit eingerechnet. Die Überstreckung gilt als abnorm bei der Schwanenhals- (PIP) und bei der Knopflochdeformität (DIP). Der Vergleich von prä- und posttherapeutischen TAM-Werten ist erheblich, aber der Vergleich als eine Prozentangabe des Normalwertes ergibt keinen Sinn. TAM bezieht sich auf den Einzelfinger und ist analog wie TPM berechnet, nur daß allein die aktive und nicht die passive Beweglichkeit zugrunde gelegt wird.

1. Summe der aktiven MCP-Beugung, aktiven PIP-Beugung und aktiven DIP-Beugung.

Beispiele dafür sind die Abb. 60–62 sowie die Tabellen 1–3.

2. Minussumme der unvollständigen aktiven Streckung (wenn vorhanden).

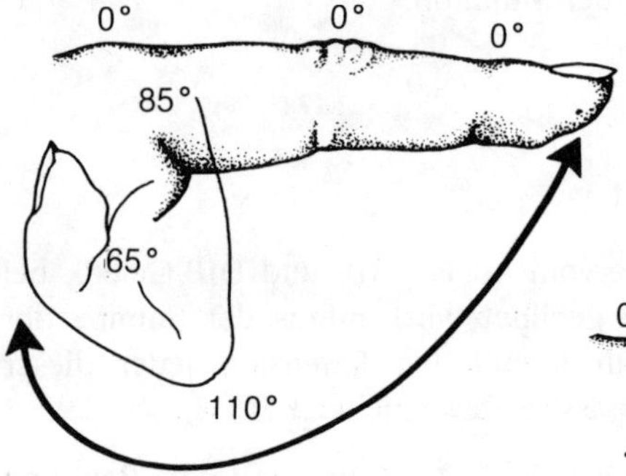


**Abb. 60.** Normale Beweglichkeit

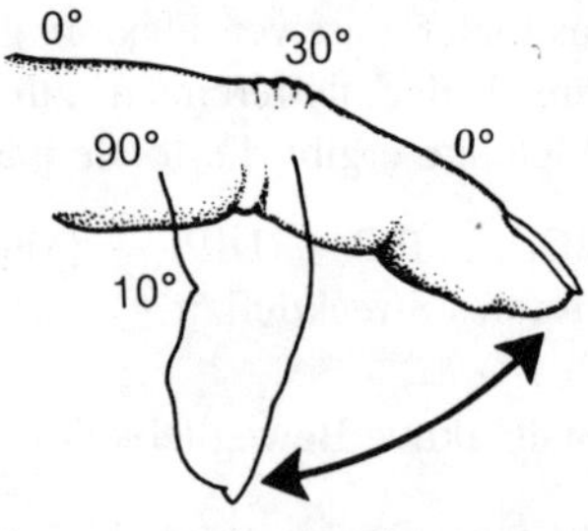


**Abb. 61.** Steifes MCP-Gelenk und eingeschränkte PIP-Streckung

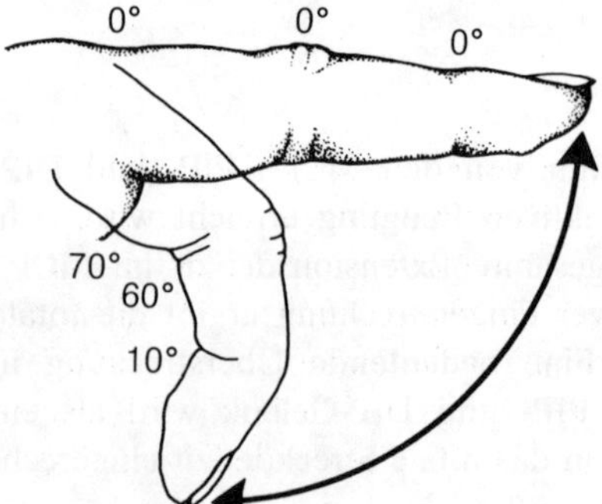


**Abb. 62.** Eingeschränkte MCP- und PIP-Beugung mit guter Extension

**Tabelle 1.** Normale Bewegung

| Aktiv | Beugung (°) | Streckdefizit (°) |
|---|---|---|
| MCP | 85 | 0 |
| PIP | 110 | 0 |
| DIP | 65 | 0 |
| Gesamt | 260 | 0 |

Gesamte aktive Beweglichkeit (TAM)
$260° - 0° = 260°$

**Tabelle 2.** Versteiftes MCP-Gelenk und eingeschränkte PIP-Streckung

| Aktiv | Beugung (°) | Streckdefizit (°) |
|---|---|---|
| MCP | 0 | 0 |
| PIP | 90 | 30 |
| DIP | 10 | 0 |
| Gesamt | 100 | 30 |

Gesamte aktive Beweglichkeit (TAM)
$100° - 30° = 70°$

**Tabelle 3.** Eingeschränkte MCP- und PIP-Beugung bei guter Extension

| Aktiv | Beugung (°) | Streckdefizit (°) |
|---|---|---|
| MCP | 70 | 0 |
| PIP | 60 | 0 |
| DIP | 10 | 0 |
| Gesamt | 140 | 0 |

Gesamte aktive Beweglichkeit (TAM)
$140° - 0° = 140°$

Es ist außerordentlich wichtig zu betonen, daß dieses System, Gelenkbeweglichkeiten zu messen und zu registrieren

- nur für den Einzelfinger gilt,
- dazu dient, die totale Beweglichkeit dieses Einzelfingers in Graden anzugeben,
- für Vergleiche mit nachfolgenden Messungen desselben Fingers oder des korrespondierenden normalen Fingers der Gegenseite beim selben Patienten dient, um Verbesserungen oder Verschlechterungen hinsichtlich der Beweglichkeit feststellen zu können,
- nicht dazu dient, eine prozentuale Funktionsverbesserung oder Beeinträchtigung festzuhalten,
- nicht dazu dient, eine prozentuale Beeinträchtigung zu berechnen.

Zu beachten ist, daß für die Fingerfunktion manche Fingergelenke wichtiger sind als andere. Darüber hinaus muß beachtet werden, daß in Funktion und Behinderung viele andere Faktoren einfließen, z. B. die Sensibilität.

## Durchblutungssituation

Patienten, die Gefäßanastomosen haben, werden folgendermaßen untersucht (nicht im akuten Stadium, sondern im späteren Verlauf):

- Untersuchung des Überlebens der Gewebe distal der Anastomose.
- objektivieren der Durchgängigkeit der Gefäße durch den Allen-Test und/oder Doppler-Sonographie.
- Der revaskularisierte Anteil wird in Ruhe und nach Übung durch eine der folgenden Methoden untersucht:

  a) Untersuchung der kapillären Füllung;

  b) Doppler-Sonographie, Messung der Hauttemperatur etc.

  Wenn möglich, Vergleiche der Untersuchung vor und nach 3minütiger Abbindung.

- Untersuchung der Kältetoleranz.

## Einstufung

- Mißerfolg: kein Überleben
- Schlecht: bloßes Überleben
- Ausreichend: objektive Hinweise für Gefäßdurchgängigkeit
- Gut: Funktion nicht durch die Zirkulation limitiert
- Exzellent: keine Kälteempfindlichkeit

# Teil II
# Primärtherapie häufiger Erkrankungen und Verletzungen

# 1. Allgemeine Behandlungsgrundlagen

## Grundsätzliche Überlegungen

Bei der Erstversorgung eines Patienten mit einer Handverletzung muß zuerst sichergestellt werden, daß keine sonstigen ernsthaften lebensbedrohenden Verletzungen vorliegen, die dann zuerst behandelt werden müssen.

Nur die Handverletzung mit unstillbarer Blutung ist als einzige lebensbedrohend. Sie tritt gewöhnlich bei nur teilweiser Durchtrennung eines größeren Gefäßes auf. Wenn die Blutung nicht durch direkte Kompression zum Stillstand gebracht werden kann, wird eine Blutdruckmanschette angelegt, die Blutfüllung des Arms durch Hochheben vermindert, ein Druckverband angelegt und dann die Manschette auf etwa 100–150 mm Hg über den systolischen Druck aufgepumpt. In nahezu allen Fällen kommt dadurch die Blutung zum Stillstand. Selten kann es einmal notwendig sein, ein Gefäß zu unterbinden, wobei aber sehr sorgfältig vorgegangen werden muß, um sicherzugehen, dabei keine anderen Strukturen zu ligieren; insbesondere darf keinesfalls versehentlich ein Nerv unterbunden werden. Ein Gefäß sollte niemals unterbunden werden, wenn peripher der Verletzung eine Durchblutungsverminderung besteht, da eine operative Versorgung des Gefäßes nötig sein könnte. Dies kann schwierig oder gar unmöglich werden, wenn das Gefäß durch eine Unterbindung geschädigt wurde. Ist eine Blutung auf die genannten Arten nicht stillbar, muß der Patient unverzüglich in den Operationssaal gebracht werden.

Ist die Blutung gestillt und sind die Vitalparameter stabil, kann eine systematische Untersuchung der Handverletzung vorgenommen werden. Es können immer mehrere Dinge gleichzeitig getan werden; dies sollte dem Leser bei der Lektüre der folgenden Abschnitte immer bewußt sein.

## Anamnese

Genau wie bei jeder anderen Anamneseerhebung darf nicht nur die aktuelle Vorgeschichte erhoben werden, sondern vorbestehende Erkrankungen, die möglicherweise Entscheidungen hinsichtlich der Versorgung der Handverletzung beeinflussen, müssen abgeklärt werden. Diese medizinischen Fragen, die nicht die Hand betreffen, können doch hinsichtlich der Behandlung des Patienten Bedeutung haben, insbesondere wenn es zur Versorgung der Verletzung einer hohen Regional- oder einer Allgemeinanästhesie bedarf. Der Untersucher sollte unbedingt nach Diabetes, Hypertonie, Herzerkrankungen, Lebererkrankungen, Gerinnungsstörungen und pulmonalen Erkrankungen fragen. Alle Medikamente sollten notiert werden, insbesondere Antikoagulanzien. Der Zeitpunkt der letzten Nahrungsaufnahme, flüssig oder fest, muß notiert werden, und generell sollte, da eine mögliche Operation bevorsteht, der Patient ab dem Untersuchungszeitpunkt nichts mehr zu sich nehmen. Das eventuelle Vorhandensein von Allergien, insbesondere auf Medikamente, muß abgeklärt werden, ebenso der Status der Tetanusimpfung. Rührt eine tiefe Verletzung von einem Tierbiß her, muß die Möglichkeit von Tollwut in Betracht gezogen und die Notwendigkeit der Meldung an das Gesundheitsamt erwogen werden.

Bei der Frage nach der Handverletzung sollte man sich besonders auf den Unfallmechanismus konzentrieren. Wie war der Unfallhergang? Geschah es mit einem Werkzeug, mit einer Maschine? Wie groß waren die einwirkenden Kräfte? Welche Stellung hatte die Hand im Augenblick der Verletzung? Wie groß ist die Wahrscheinlichkeit, daß die Wunde zum Unfallzeitpunkt kontaminiert wurde? Es können nicht genug Einzelheiten über den Unfallmechanismus in Erfahrung gebracht werden. Ebenfalls ist es wichtig zu wissen, ob es sich um einen Rechts- oder Linkshänder handelt. Der Ort der Verletzung muß genauestens dokumentiert werden: Welcher Finger oder welcher Teil eines Fingers oder der Hand oder des Handgelenks wurde verletzt? Werden die Ambulanzbögen erst nach der Untersuchung ausgefüllt, kommt es nicht selten vor, daß der falsche Finger, die falsche Seite oder die falsche Hand vermerkt werden.

Es ist sehr wichtig, nach früheren Handverletzungen zu fragen. Dies ist sowohl für die sofortige, als auch für die Folgebehandlung des Patienten von Bedeutung, außerdem auch dann, wenn später rechtliche Schritte unternommen werden. Bei Arbeitsunfällen ist es für die Betriebsunfallentschädigungen und Berufsgenossenschaften von großer Bedeutung, den Zustand der Hand vor dem Unfall zu kennen. In bestimmten Industriezweigen (beispielsweise der Holzverarbeitung) sind frühere Verletzungen sehr häufig vorhanden.

## Die körperliche Untersuchung

Der erste Schritt bei jeder Untersuchung besteht darin, den Patienten bequem zu lagern. Bei weniger schweren Verletzungen kann er sitzen und den Arm auf einen Tisch auflegen. In den meisten Fällen jedoch ist es besser, wenn der Patient bequem liegt. Zuerst erfolgt die Inspektion der Hand in der Ruhelage (Abb. 63 und 64). Danach wird die Hand auf ihre aktiven Funktionen untersucht, indem der Patient Handgelenk und Finger bewegen soll, soweit es ihm möglich ist. Nun wird die Hand sachte palpiert, um empfindliche oder geschwollene Areale zu untersuchen. Die Sensibilität wird unter-

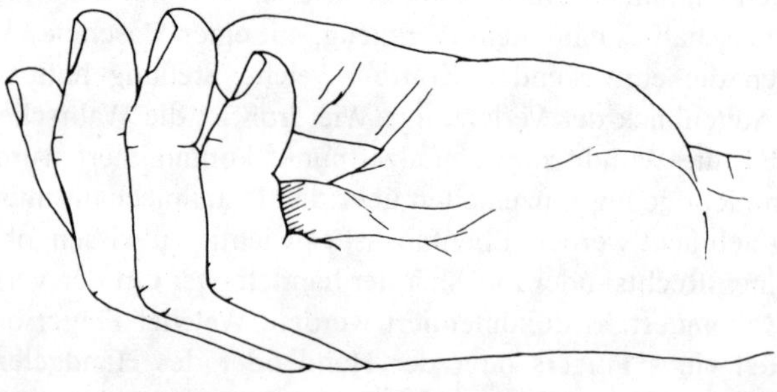

**Abb. 63.** Die in Supination in normaler Ruhestellung liegende Hand weist einen von radial nach ulnar zunehmenden Beugertonus auf

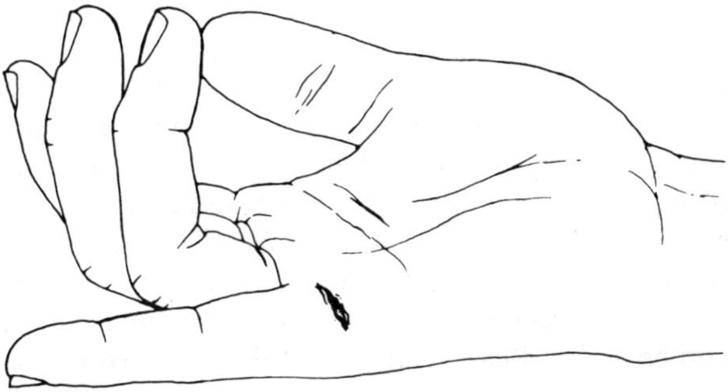

**Abb. 64.** Typische Fingerstellung nach Durchtrennung beider Beugesehnen

sucht, indem das interessierende Gebiet mit einem Baumwolläppchen bestrichen oder zart mit einer dünnen sterilen Nadel berührt wird, um so das Gefühl mit dem in einem nicht verletzten Gebiet zu vergleichen.

Erst jetzt wird die Wunde untersucht. Achtung: Bei schwerwiegenden Verletzungen, die sofortiger chirurgischer Therapie bedürfen, kann das Sondieren der Wunde im Notfallraum Gewebe unnötigerweise zusätzlich verletzen und verschmutzen und dem Patienten unnötigerweise Schmerzen bereiten. In solchen Fällen sollte man die Wunde belassen, bis der Patient im Operationssaal anästhesiert ist.

Erstuntersuchung und primäre Behandlung bestimmen häufig über Erfolg oder Mißerfolg der wieder zu gewinnenden Handfunktion. Bei der Untersuchung einer Verletzung muß an die Möglichkeit der Verletzungen von funktionellen Strukturen gedacht werden. Bei einer tiefen Weichteilverletzung ist die Funktion der Strukturen, die distal der Wunde liegen, mitzuuntersuchen. Schwer verlagerte und verdrehte Strukturen werden zart wieder ausgerichtet und auf sterilen Tüchern oder einer Schiene gelagert, um zusätzliche Schäden zu vermeiden.

Die folgenden Punkte müssen bei der Untersuchung und Diagnostik der verletzten Hand unbedingt abgeklärt werden.

Haut

Jede offene Verletzung betrifft bis zum gewissen Grad die Haut. Ein größerer Hautdefekt muß gedeckt werden. Manchmal kann dies in der Ambulanz durchgeführt werden, oft hingegen ist es ratsamer, einen geeigneten Verband zu applizieren und die Versorgung aufzuschieben. Kleine, harmlos erscheinende Wunden können mit erheblichen Schädigungen in tieferen Schichten vergesellschaftet sein. Man sollte immer bedenken, daß tiefere Strukturen verletzt und Fremdkörper (oder Reste eines Fremdkörpers) vorhanden sein könnten.

Gefäßsystem

Die Zeichen der unzureichenden arteriellen Durchblutung sind Pulslosigkeit, Blässe, Schmerz, Parästhesien und Bewegungsstörungen. Die Durchgängigkeit größerer Arterien kann durch den Allen-Test wie folgt untersucht werden:

Radiale und ulnare Arterien werden komprimiert. Die Hand wird durch Hochheben oder wiederholtes Fingerstrecken und Faustschließen weitgehend blutleer gemacht. Dann werden die Arterien abwechselnd freigegeben und jeweils die Durchblutung distal beobachtet. Die blasse Hand sollte innerhalb von 3–5 s als Zeichen der Durchgängigkeit der jeweils untersuchten Arterie ein rosiges Aussehen annehmen. Der Test kann auch am Einzelfinger durchgeführt werden. Schnelle kapilläre Füllung bei gleichzeitig vorliegender Zyanose und/oder Schwellung bedeutet, daß eine venöse Abflußstörung vorliegt; diese muß abgeklärt werden.

Sehnen

Auf die Stellung der Hand und der Finger in Ruhe muß geachtet werden (s. Abb. 63 und 64), ebenso auf die Funktion der Sehnen. Die Möglichkeit von nur teilweisen Durchtrennungen von Beuge- oder Strecksehnen muß immer in Betracht gezogen werden. Beobachtet man im Falle der Beugesehnen eine Eröffnung der Sehnenscheide, sollte man versuchen, die Sehne in der Scheide gleiten zu sehen.

Wenn keine völlige Durchtrennung oder nur eine kleine Kerbe vorliegt, braucht weder bei Beuge- noch bei Strecksehnen eine weitere Therapie zu erfolgen. Umfaßt die Durchtrennung mehr als 30–40% des Sehnenquerschnittes, sollte die übliche Darstellung und Versorgung durchgeführt werden. Wenn man sich hinsichtlich des Ausmaßes der Sehnenverletzung nicht ganz sicher ist, muß die Wunde exploriert werden.

Bei einer Verletzung im Bereich des Handrückens deutet eine unvollständige Streckung der Finger gewöhnlich auf eine komplette Strecksehnendurchtrennung hin. In diesen Fällen wird die Streckung über die Verbindungsbänder (Juncturae tendinicae) vermittelt, welche die Strecksehnen am Handrücken untereinander verbinden. Eine isolierte Verletzung dieser Bänder ist nur von geringer funktioneller Bedeutung.

## Nerven

Alle Nerven im Bereich von Wunden gelten als verletzt, solange sie nicht bewiesenermaßen intakt sind. Man soll die Untersuchung der Sensibilität nicht mit einer scharfen Nadel beginnen. Dies verängstigt insbesondere Kinder (genauso wie manche Erwachsene). Besser ist das zarte Betasten des fraglichen Gebietes, wobei seine Sensibilität mit einem nicht verletzten Bereich der Hand verglichen wird. Aufgehobenes Schwitzen distal der Verletzung ist oft ein Hinweis für die Läsion eines sensorischen Nervs. Man kann einen glatten metallischen Gegenstand (z. B. eine Kugelschreibermine) über den Finger ziehen. Bei einem „normalen“ Finger wird er wegen der Schweißfeuchtigkeit bis zu einem gewissen Grad etwas haften. Bei einem Finger mit einem durchtrennten Nerv fehlt dieser Hafteffekt. Bei gemischten motorisch/sensorischen Nerven wird die motorische Funktion untersucht.

Eine andere Möglichkeit, die sensible Nervenfunktion der Hand zu untersuchen, ist der Eintauch- oder Hautrunzeltest. Innervierte feuchte Haut runzelt sich, nachdem sie etwa 5–10 min in Wasser eingetaucht ist. Wenn ein solches Runzeln an umschriebener Stelle nicht auftritt, erhebt sich der Verdacht auf eine Nervenläsion.

Skelettsystem

Verschobene Frakturen und Verrenkungen führen zu offensichtlichen Deformitäten. Nicht verschobene Frakturen und Bandverletzungen sind weitaus schwieriger zu diagnostizieren. Bei Verdacht auf eine knöcherne Verletzung oder eine Gelenkverletzung wird palpiert, um eine lokale Druckschmerzhaftigkeit auszulösen. Gelenke müssen zart gehalten werden, um Instabilitäten oder Subluxationen zu untersuchen. Zur Stabilitätskontrolle eines Gelenks kann eine örtliche oder eine Leitungsanästhesie gesetzt werden.

## Zusätzliche Diagnostik

Röntgenaufnahmen

Das am häufigsten angewandte und wichtigste diagnostische Verfahren bei der Untersuchung der verletzten Hand ist die Röntgenuntersuchung. Alle Verletzungen, die über offensichtlich oberflächliche hinausgehen (beispielsweise scharfe Durchtrennungen ohne Verdacht auf Fremdkörper), erfordern eine Röntgenuntersuchung. Wenn nur der geringste Verdacht auf eine knöcherne Verletzung (frisch oder alt) oder einen eingesprengten Fremdkörper besteht, sollte niemals gezögert werden, ein Röntgenbild anzufertigen. (Als Grundregel gilt: die einzige Röntgenaufnahme, die ein Arzt jemals bedauert, ist die, die er nicht angefordert hat.) Es ist außerordentlich wichtig, niemals einen mündlichen oder schriftlichen Befundbericht zu akzeptieren, sondern immer die Röntgenaufnahmen selbst zu betrachten.

Folgende spezielle Einstellungen können hilfreich sein:

1. A.-p.-Projektion der geschlossenen Faust, um evtl. interkarpale Instabilitäten infolge Bandverletzung des Handgelenks zu erkennen.
2. Xeroradiogramme für nicht röntgendichte Fremdkörper.
3. Die Karpaltunneleinstellung bei überstreckter Faust und in den Karpalkanal zielenden Zentralstrahl. Auf dieser Einstellung können Frakturen des Hamulus ossis hamati oder des Os pisiforme diagnostiziert werden.
4. Schichtaufnahmen können helfen, vermutete Frakturen, die auf den Standardeinstellungen nicht zu sehen sind, zu diagnostizieren (z. B. Kahnbeinfrakturen).
5. Schrägeinstellungen oder mehrere Aufnahmen der Hand in verschiedenen Haltungen können manchmal bestimmte Knochen- oder Gelenkschäden zeigen, die auf andere Weise nicht gesehen werden können.
6. Vergleichsaufnahmen (besonders bei Kindern und Patienten mit Handgelenkverletzungen) können eine Schädigung durch den Vergleich mit der nicht verletzten Hand zeigen.
7. Gehaltene Aufnahmen eines Gelenks können bei Verdacht auf eine Bandverletzung die Diagnose sichern.
8. Wenn Röntgenaufnahmen von Fingern angefordert werden, muß sichergestellt sein, daß man Seitaufnahmen der einzelnen Finger erhält. Aufnahmen, bei denen 4 Finger übereinander abgebildet sind, können nicht verwertet werden.
9. Manchmal ist es sehr nützlich, einen C-Bogen zu benutzen, z. B. bei der Reposition einer Fraktur oder der Entfernung eines Fremdkörpers.

## Wundabstriche

Ältere Wunden, Menschen- und Tierbisse sowie Wunden, die möglicherweise kontaminiert sind, sollten durch Abstriche und Gram-Färbungen untersucht werden. Man sollte die Möglichkeit seltener Keime (z. B. Mykobakterien oder Pilze) in Betracht ziehen und die entsprechenden Kulturen anfordern.

Spezielle diagnostische Verfahren

1. Ein Doppler-sonographisches Gerät ist für die Untersuchung der Durchblutung nützlich, v. a. wenn Pulse schwierig zu palpieren sind. Es gibt sie in einfacher Art als Handgerät mit Ohrhörern.
2. Eine Vielzahl anderer Techniken kann notwendig sein, z. B. die szintigraphischen Untersuchungen, die Messung von Kompartimentdrücken und der Fluoresceinfärbetest, um drohende Hautnekrosen abzuschätzen. Diese Methoden werden i. allg. im ambulanten Bereich nicht notwendig sein.

Routinediagnostik

Diese umfaßt die üblichen präoperativen Untersuchungen, die entsprechend dem Alter des Patienten und seinem Allgemeinzustand durchgeführt werden. In bestimmten Fällen sind Blutgerinnungstest notwendig.

## Ort der Versorgung

Nach der sorgfältigen Untersuchung des Patienten und seiner Verletzung sollte die definitive Versorgung in dem dafür geeigneten Operationssaal oder in einer Ambulanz durchgeführt werden. Ein Notfallarzt sollte solche Verletzungen nicht behandeln, für deren Versorgung er nicht entsprechend ausgerüstet und vorbereitet ist. In vielen Fällen ist es besser, die definitive Behandlung sekundär vorzunehmen, wenn ein Spezialist nicht rechtzeitig zur Stelle ist.

Die folgenden Verletzungen können in einer gut ausgestatteten Notfallabteilung oder einer Ambulanz durchgeführt werden:

- Nagelbettverletzungen;
- Fingerkuppenamputationen und andere kleine Hautdefektverletzungen, die keiner Hautverpflanzung bedürfen bzw. nur der Deckung eines kleinen Hautareals;
- oberflächliche Weichteilverletzungen;
- oberflächlich gelegene Fremdkörper;

- einfache, geschlossene Frakturen;
- Strecksehnenverletzungen mit leicht auffindbaren Sehnenstümpfen;
- örtlich umschriebene Infekte.

Die folgenden Verletzungen werden gewöhnlich besser in einem großen Operationssaal behandelt:

- Fingerkuppenamputationen, die mit gestielten oder freien Lappenplastiken versorgt werden müssen;
- tiefe, ausgedehnte oder verschmutzte Verletzungen, welche einer ausgedehnten Wundexploration bedürfen;
- die meisten Strecksehnenverletzungen;
- Beugesehnenverletzungen;
- Nervenverletzungen;
- tiefer gelegene Fremdkörper;
- dislozierte, instabile oder nicht reponible Frakturen oder Verrenkungen;
- größere Quetschverletzungen;
- tiefe Infekte;
- komplexe Verletzungen und Amputationen.

## Notfallabteilung

In der Notfallabteilung sollte der Patient möglichst bequem in der Rückenlage liegen. Es sollte für eine ruhige Atmosphäre gesorgt werden, um dem Patienten die Angst zu nehmen. Alle einengenden Kleidungsstücke und Schmuck sollten entfernt werden. Der Gebrauch von Analgetika oder Sedativa vermindert den Schmerz und nimmt dem Patienten die Angst, sollte ihn andererseits aber nicht soweit sedieren, daß er nach einer einfachen Maßnahme nicht wieder entlassen werden kann. Schmerz kann auch durch kontinuierliche Hochlagerung und stützende Verbände gemindert werden. Auch das Baden einer verletzten Hand in der Desinfektionslösung sollte nicht mit herabhängendem Arm vorgenommen werden. Der behandelnde Arzt sollte dem Patienten die Problematik erklären, aber niemals vorschnelle und unrealistische Versprechungen machen.

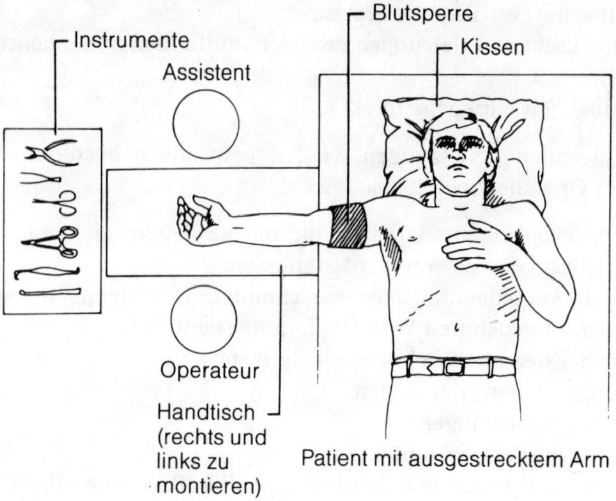


**Abb. 65.** Anordnung im Notfalloperationssaal

Bei der Versorgung der Hand (Abb. 65) sollte der Patient auf einer stabilen Liege liegen, wobei die Hand auf einem festen Tisch plaziert ist, in einer für den Operateur bequemen Arbeitshöhe. Es muß eine gute, einstellbare Beleuchtung vorhanden sein.

Für die Versorgung von Handverletzungen ist es essentiell, feine Instrumente in korrektem Zustand zu benutzen. „Ausschußware" und Instrumente, die nicht funktionieren, schädigen das Gewebe. Im folgenden ist ein Basisset beschrieben:

- kleine gebogene spitze Schere,
- feine chirurgische Pinzette,
- ein Messergriff (Klingennummer 15),
- kleine Fadenschere,
- kleiner Luer,
- ein kleines Elevatorium,
- mehrere Moskitoklemmen,
- 2 Zweizinkerhauthaken,

- 2 kleine Hohmann-Haken,
- 2 kleine Langenbeck-Haken,
- 1 feiner Nadelhalter.

Einige sinnvolle Ergänzungen sind

- ein Befeuchtungsset (10-$cm^3$-Spritze mit stumpfer 1er Nadel),
- ein Koagulator,
- eine batteriebetriebene Bohrmaschine (für Kirschner-Drähte oder ähnliches),
- ein Dermatom (hand- oder batteriebetrieben).

## Vorbereitung der Wunde für Exploration und/oder Behandlung

Ein steriler feuchter Schwamm wird auf die Wunde gelegt, die restliche Hand und der Unterarm werden mit Desinfektionslösung gewaschen, z. B. Polividon-Jod. Entsprechende Schmerzmedikation und Antibiotika werden je nach Indikation verabreicht. Die Desinfektion der Wunde selber sollte nicht vorgenommen werden, bevor die Anästhesie (s. Kap. 2) gewirkt hat.

### Blutsperre

Bei der Wundversorgung sollte eine gut gepolsterte (mit Gipspolster), fest sitzende Manschette am Oberarm befestigt werden (Abb. 66). Dies garantiert ein blutleeres Operationsfeld, um die verletzten Strukturen eindeutig erkennen und die nicht verletzten Partien schonen zu können. In Oberarmleitungsanästhesie ist sie zu ertragen. Ein Gummiband oder eine angezogene Endlosdrainage an der Basis eines Fingers ist möglicherweise gefährlich und sollte nicht benutzt werden. Wenn eine ausgesprochene Blutsperrenmanschette nicht verfügbar ist, kann eine Blutdruckmanschette ebenso benutzt werden, wenn man sie nach dem Anlegen mit mehreren Lagen Gipspolster umwickelt, um ein Aufgehen zu verhindern, und die Schläuche abklemmt, um einen Druckabfall zu vermeiden. Die Manschette wird aufgeblasen, nachdem der Arm durch einminütiges

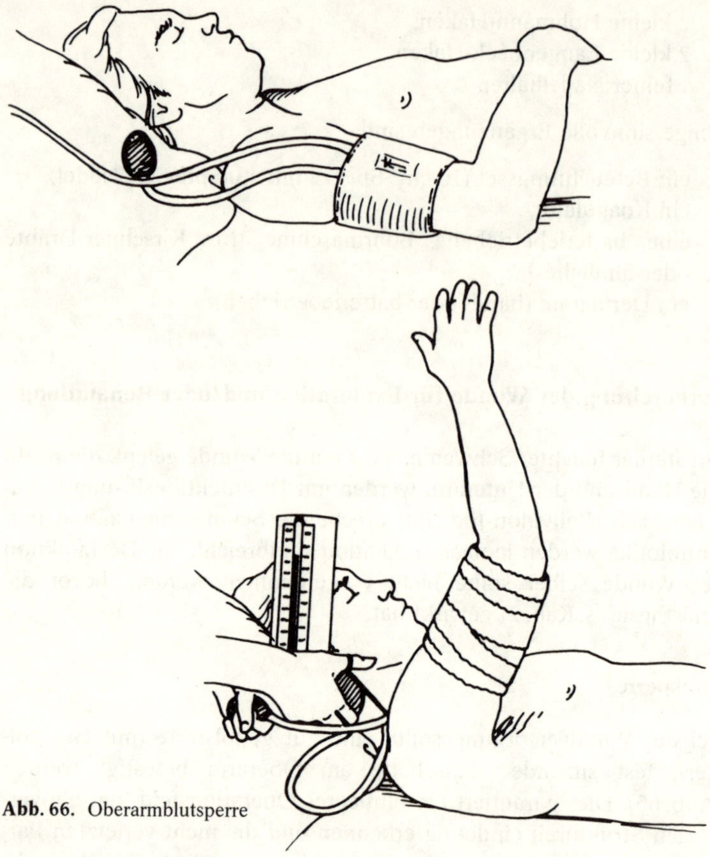

**Abb. 66.** Oberarmblutsperre

Hochhalten blutarm gemacht wurde und nach dem Setzen der Anästhesie, um dadurch nicht unnötig die Dauer der Blutsperre zu verlängern. Der Druck in der Manschette sollte ungefähr 100–150 mm Hg oberhalb des systolischen Blutdrucks liegen.

Als nächster Schritt folgt eine rasche, gründliche und sorgfältige Exploration der Wunde, wobei ausgiebig gespült wird. Wenn die Wunde zu klein ist, um eine adäquate Exploration zu gewährleisten, müssen sorgfältig geplante Erweiterungsschnitte angelegt werden. Lupen können zur Identifizierung sehr hilfreich sein. Zu diesem Zeitpunkt muß entschieden werden, ob die definitive Versorgung durchgeführt werden kann oder ob der Patient in den großen Operationssaal gebracht werden muß.

Ist es notwendig, den Patienten in die Klinik einzuliefern, um die Verletzung im Operationssaal zu versorgen, kann die Wunde locker mit Verbänden bedeckt werden, bevor die Blutsperre aufgehoben wird. Bei der Wundversorgung in der Notfallambulanz wird der Leser auf die Abschnitte verwiesen, in denen die Versorgung der speziellen Verletzungen behandelt werden. Ist die Exploration und/oder Versorgung beendet, sollte der Hautverschluß immer sorgfältig mit evertierten Hauträndern vorgenommen werden, so daß eine verzögerte Wundheilung vermieden wird (Abb. 67a–c). Es sollte 4/0–5/0 monofiles Nylonmaterial mit feiner atraumatischer Nadel benutzt werden. Für kleine Kinder kann absorbierbares Nahtmaterial benutzt werden, um das spätere Trauma der Nahtentfernung zu vermeiden.

Manchmal kann es günstiger sein, die definitive Versorgung tieferer Strukturen verzögert vorzunehmen. Dies sollte besonders dann geschehen, wenn eine schwerwiegende Kontamination vorliegt oder wenn der geeignete Spezialist nicht verfügbar ist. Ist die Wunde sau-

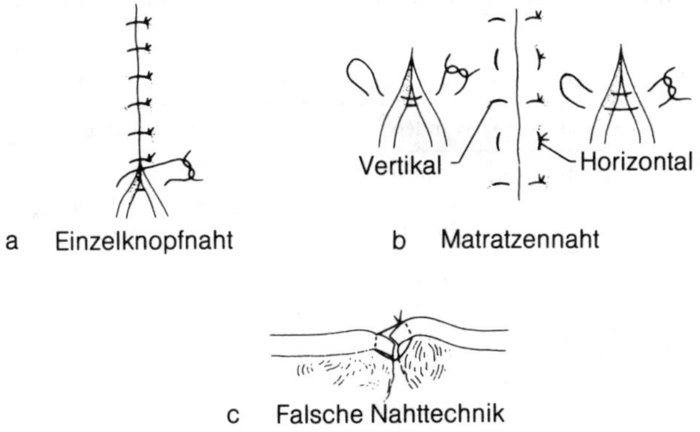


**Abb. 67.** **a** Einzelknopfnaht, **b** Matratzennaht, **c** invertierende Naht (falsche Technik)

ber, sollte sie verschlossen und verbunden werden; ist sie kontaminiert, sollte die Wunde offen gelassen und entsprechend verbunden werden, gleichzeitig muß mit der antibiotischen Therapie begonnen werden. Selbst wenn der Spezialist den Patienten nicht sofort untersuchen kann, ist eine telefonische Konsultation sehr wichtig.

## Medikamente

Es ist sicherzustellen, daß der Patient ausreichend tetanusimmunisiert ist. Das empfohlene Schema kann aus Tabelle 4 ersehen werden.

Nicht alle Handverletzungen erfordern eine antibiotische Therapie. Nur wenn eine ausgedehnte Kontamination der Wunde vorliegt (insbesondere mit großer Weichteilbeteiligung), wenn Knochen oder Gelenke freiliegen oder eine penetrierende Wunde vorliegt, sollten Antibiotika verabreicht werden. Die antibiotische Therapie ist am besten in der Notfallabteilung parenteral zu beginnen. Rezepte können in der Tasche des Patienten liegen bleiben, während die Wunde vereitert. Die Therapie sollte 5 oder 7 Tage dauern (zu weiteren Einzelheiten s. Kap. 5, „Infektionen“).

Analgetika sollten mit Zurückhaltung gegeben werden. Es gibt wenige Handverletzungen, die mehr als 0,5–1 g Kodein benötigen.

**Tabelle 4.** Tetanusimpfungen (zusammengestellt vom U. S. Public Health Service)

| Tetanus-impfungen (Anzahl) | Saubere kleine Wunden | | Alle sonstigen Wunden | |
|---|---|---|---|---|
| | Tetanustoxoid (aktiv) | Humanes Immunglobulin (passiv) | Tetanustoxoid (aktiv) | Humanes Immunglobulin (passiv) |
| Unsicher | Ja | Nein | Ja | Ja |
| 0–1 | Ja | Nein | Ja | Ja |
| 2 | Ja | Nein | Ja | Nein[1] |
| 3 oder mehr | Nein[2] | Nein | Nein[3] | Nein |

[1] Ausnahme: Wunden, die älter als 24 h sind.
[2] Ausnahme: mehr als 10 Jahre seit der letzten aktiven Impfung vergangen.
[3] Ausnahme: mehr als 5 Jahre seit der letzten aktiven Impfung vergangen.

## Dokumentation und Patienteninformation

Die medizinische Dokumentation sollte knapp und genau sein. Da sich die Hand für eine graphische Darstellung anbietet, ist eine kleine Zeichnung sinnvoll.

Der Patient sollte über seine Verletzung oder Erkrankung in sorgfältig gewählten, klaren Ausführungen unterrichtet werden. Eventuell auftretende Probleme wie Infektionen nach der Behandlung oder das Durchbluten von Verbänden usw. sollten genauestens mit ihm besprochen werden. Auch muß der Patient genau darüber informiert werden, bei welchen Problemen und zu welchem Zeitpunkt er seinen behandelnden Arzt aufsuchen sollte. Dem Patienten muß seine eigene Verantwortung hinsichtlich der Einnahme von Medikamenten, dem Einhalten von Folgeterminen und der eigenen Sorgfalt für seine Hand bewußt gemacht werden. Oberstes Gebot in der Behandlung der verletzten Hand ist die Ruhigstellung und das Hochhalten bis zum Beginn der physikalischen Nachbehandlung.

Schließlich muß der behandelnde Arzt sicherstellen, daß die notwendigen Formulare ausgefüllt werden, insbesondere wenn es sich um einen Arbeitsunfall handelt. Dies ist von Bedeutung für evtl. notwendige Umschulungen, so daß der Patient seine Arbeitsstelle behalten kann und entsprechende Bezahlungen erhält. Bei allen Unfällen ist die klare, offene Kommunikation zwischen Arzt und Patient, Arzt und Arzt sowie Arzt und Arbeitgeber für die optimale Versorgung des Patienten wichtig.

# 2. Anästhesie

## Allgemeine Grundregeln

Eine wirksame Anästhesie in relativ schmerzloser und schneller Weise zu erzielen ist von entscheidender Bedeutung bei der Primärversorgung von Handverletzungen. Wenn der Patient schmerzfrei ist, kann der Arzt zeitlich ohne Druck und so gründlich vorgehen, wie dies für die Diagnostik und Versorgung von Handverletzungen erforderlich ist.

Die Anästhesietechniken, die in diesem Kapitel beschrieben werden, sind sowohl für die Untersuchung unter Anästhesie nützlich, als auch zur Diagnostik von Sehnenverletzungen, Bandzerreißungen und anderen Problemen sowie für die Behandlung von Schnittwunden, Frakturen und Verrenkungen. Der Schlüssel zu einer guten Anästhesie liegt in der genauen Kenntnis der entsprechenden anatomischen Landmarken, in der konsequenten Anwendung einer Methode, um mit ihr vertraut zu werden und Erfolg zu haben, und im sachten und zarten Vorgehen, genau wie bei allen anderen Verrichtungen an der Hand.

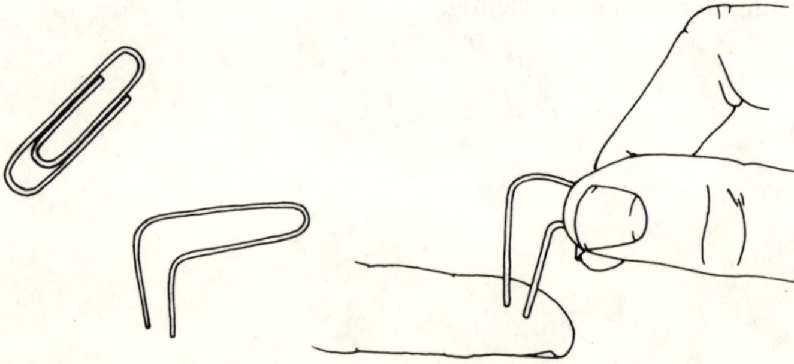

**Abb. 68.** Sensibilitätsprüfung mit aufgebogener Büroklammer

Bevor die Anästhesie gesetzt wird, sollten sorgfältig Gebiete möglicher Nervenschädigung auf Hypo- oder Asensibilität untersucht werden. Wenn der Patient mit geschlossenen Augen zwei 5 mm voneinander entfernte Punkte einer aufgebogenen Büroklammer als zwei getrennte Punkte erkennt, ist der Nerv wahrscheinlich nicht verletzt (Abb. 68). Ein markantes Unterscheidungsmerkmal zwischen einem intakten und einem verletzten Nerv ist ein feuchter Finger (intakter Nerv) im Gegensatz zu einem trockenen Finger (durchtrennter Nerv).

## Auswahl des Anästhetikums

Lokalanästhetika, die Adrenalin (-abkömmlinge) enthalten, sollten in der Behandlung von Wundverletzungen nicht benutzt werden. Diese Stoffe können zur Vasokonstriktion führen, die einen Gewebeverlust nach sich ziehen kann, wenn es sich um einen Endarterienkreislauf im Bereich des Fingers handelt.

Mehrere Lokalanästhetika sind auf dem Markt. Das am häufigsten verwendete ist Lidocain (Xylocain) in 1- oder 2%iger Konzentration. Dies ist besonders nützlich für Fingerblockaden. Für Blockaden auf Handgelenkhöhe kann Mepivacain (Carbocain) benutzt werden, um dadurch eine längere Wirkungsdauer zu erzielen.

Bei jeder Regionalanästhesie ist ein verzögerter Wirkungseintritt bis zur kompletten Schmerzlosigkeit die Regel. Man sollte 5–15 min warten, bis der Block „sitzt". Die direkte Infiltrationsanästhesie ist natürlich viel schneller bis zum Beginn, aber auch bis zum Abklingen der Wirkung, kann aber, wenn sie nicht sorgfältig durchgeführt wird, zur zusätzlichen Schädigung des Gewebes führen sowie außerdem beim Einstechen im Unterschied zum Handgelenk- oder Fingerblock schmerzhaft sein.

Beim Hand- oder Fingerblock sollte man eine entsprechend dünne Nadel nehmen und ein nicht zu großes Volumen injizieren. Eine 20er-Nadel ist in den meisten Fällen die ideale Größe bei einer Einstichtiefe von etwa 1 cm (kein Nerv an der Hand oder am Handgelenk ist mehr als 1 cm von der Hautoberfläche entfernt). Um eine größere Fläche zu infiltrieren ist eine 3 cm lange Nadel gelegentlich von Vorteil.

Generell ist die Regionalanästhesie zu bevorzugen, weil sie weniger schmerzhaft gesetzt werden kann, eine vollständigere Anästhesie erzeugt und das verletzte Gewebe nicht ödematös aufquillt. Eine exzellente regionale Anästhesie kann mit Handgelenk- oder Fingerblockaden (an der Basis des Fingers oder zwischen den Mittelhandknochen) erzielt werden.

Bei der Durchführung jedweder Lokalanästhesie ist es außerordentlich wichtig, vor der Injektion zuerst zu aspirieren, um eine nicht gewünschte intravaskuläre Injektion des Anästhetikums zu vermeiden.

### Feldblock

Direkte Infiltration eines Lokalanästhetikums in die Wundränder ist bei vielen Wunden an der Streckseite, bei bestimmten Wunden in der Hohlhand und manchmal bei elektiven Eingriffen an der Hohlhand von Vorteil. Wenn eine Infiltrationsanästhesie am Handrücken durchgeführt wird, sollte eine 3 cm lange Nadel benutzt werden, um von einer Injektionsstelle aus eine entsprechend große Fläche infiltrieren zu können.

### Fingerblock (Oberst-Anästhesie)

Dieser kann von der volaren Seite an der Basis des Fingers oder von der dorsalen Schwimmhautfalte (intermetakarpaler Block) durchgeführt werden. Man sollte einen „Ringblock“ an der Fingerbasis vermeiden. Dieser führt zur Kompression des Gewebes und kann die Durchblutung des Fingers beeinträchtigen.

Beim volaren Zugang (Abb. 69) wird die Haut in der Mitte der metakarpophalangealen Beugefalte (MCP) durchstochen, die Nadel wird zuerst zur einen Seite geführt, dann zur anderen, und es wird an jeder Seite ein Depot von 1–2 ml gesetzt. Um einen kompletten Block zu erzielen, kann die Fingerstreckseite über dem MCP-Gelenk infiltriert werden. Wie bei allen anderen Leitungsanästhesien an der

**Abb. 69.** Fingeranästhesie – palmarer Zugang

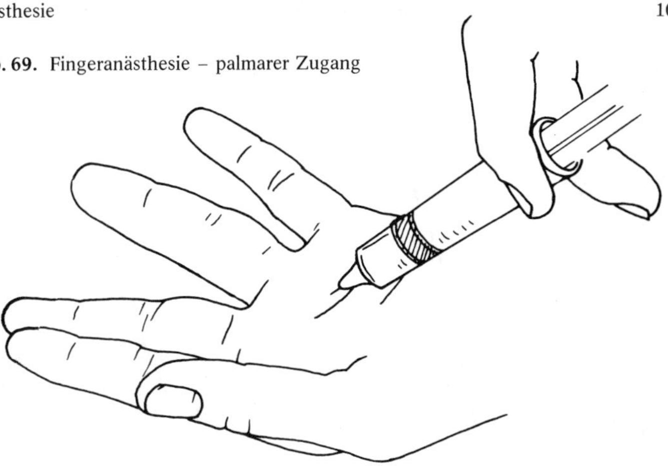

Hand und am Handgelenk wird das Auslösen von Parästhesien nicht angestrebt. Im Gegenteil, wenn Parästhesien auftreten, wird die Nadel zurückgezogen und neu plaziert, um sicher zu sein, daß das Anästhetikum nicht in den Nerv injiziert wird, sondern nur in seine Nähe.

Am Daumen liegen die beiden volaren Fingernerven mehr an der Oberfläche und enger zusammen als an den anderen Fingern. Dies muß man bedenken, wenn man den Block setzt. Zusätzlich hat man am Daumen im Unterschied zu den anderen Fingern eine größere sensorische Versorgung des N. radialis, so daß es gewöhnlich notwendig ist, einen dorsalen Block zusätzlich zu setzen, um eine adäquate Anästhesie am Daumen zu erzielen.

Die Technik des intermetakarpalen Blocks ist in Abb. 70 illustriert. Der beste Ort für die Injektion ist die interdigitale Schwimmhaut (wie auf der Abb. 70 zu sehen ist), da sie weich und relativ unsensibel ist. In diesem Gebiet ziehen die Fingernerven durch Fettgewebe, durch welches das Anästhetikum leicht diffundiert. Gewöhnlich werden 3–5 ml gebraucht. Dies führt natürlich zur Anästhesie auch der gegenüberliegenden Finger, zwischen die der Block gesetzt wird. Dieser Block ist sehr nützlich zur Versorgung von Verletzungen an 2 Fingern, insbesondere für Verletzungen sowohl an Ring- als auch Mittelfinger.

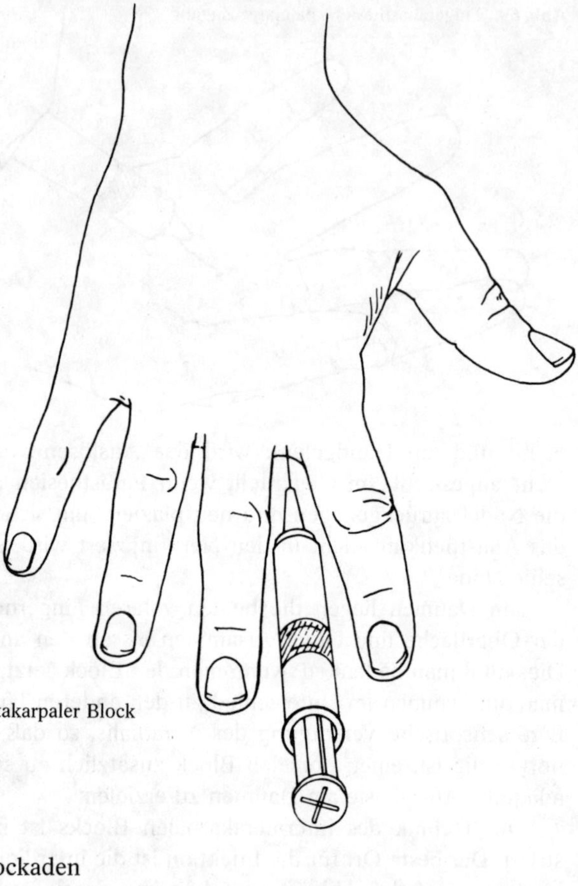

**Abb. 70.** Intermetakarpaler Block

## Handgelenkblockaden

Effektive Handgelenkblockaden können leicht erzielt werden, wenn die topographische Anatomie, skizziert in den Abb. 71 und 72, bekannt ist.

Eine komplett anästhetische Hand kann mit nur 4 Injektionen erzielt werden (an den Punkten A–D, s. Abb. 71 und 72). Auf Handgelenkhöhe ist es besser, eine 2%ige Lidocain- oder Carbocainlösung zu verwenden.

**Abb. 71.** Injektionsorte für den beugeseitigen Handgelenkblock

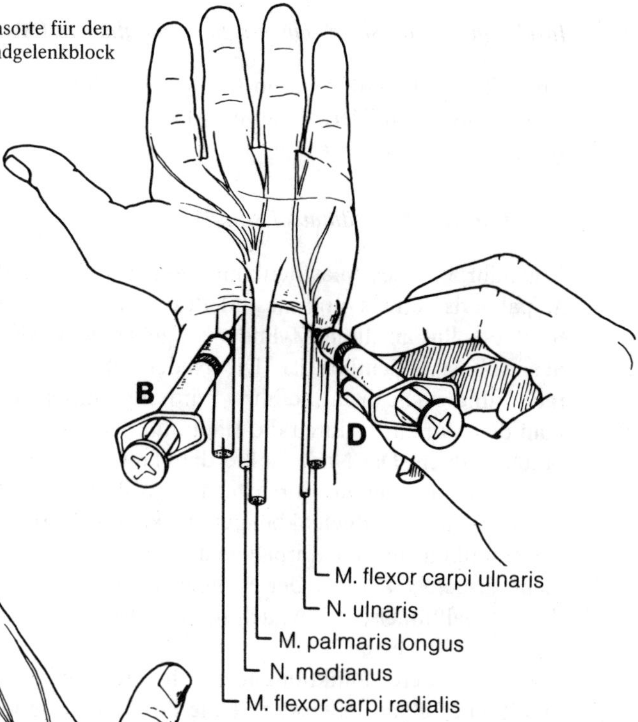


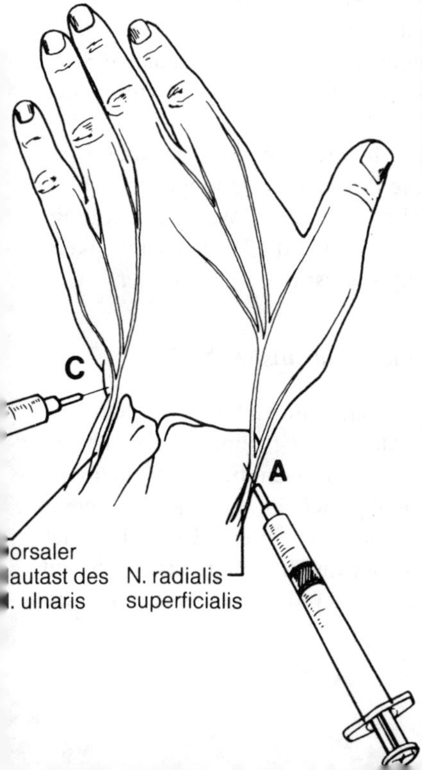


**Abb. 72.** Injektionsorte für den streckseitigen Handgelenkblock

*Injektion A – dorsaler sensorischer Radialisnerv* (Abb. 72)

Ungefähr 5 ml werden in ein Gebiet über dem Procesus styloideus radii subkutan injiziert. Eine intravenöse Injektion sollte vermieden werden.

*Injektion B – N. medianus* (Abb. 71)

Ungefähr 5 ml des Anästhetikums werden zwischen den Sehnen des M. palmaris longus und des M. flexor carpi radialis injiziert. Die Spritze sollte an ihrem Zylinder so gehalten werden, wie dies aus der Abb. 71 ersichtlich ist. Die Nadel wird in 45° Neigung nach radial und nach distal geführt. Wird sie langsam eingeführt, kann man den Durchtritt durch die Haut und dann durch die Fascia antebrachii fühlen. Die Nadel sollte die Haut unmittelbar proximal der Handgelenkbeugefalte durchstechen. Während der Injektion sollte proximal der Handgelenkbeugefalte komprimiert werden, um das Anästhetikum in den Karpalkanal zu bringen. Parästhesien sollten nicht ausgelöst werden. Der N. medianus liegt auf der radialen Seite des Karpaltunnels, die Nadel sollte daher etwas in Richtung der ulnaren Seite zeigen.

Eine andere Punktionsstelle für die Medianusanästhesie ist unmittelbar ulnar neben der Sehne des M. pollicis longus auf Höhe der distalen Handgelenkbeugefalte. Auf diese Weise kommt die Nadel ulnar des N. medianus zu liegen, und die Wahrscheinlichkeit, unbeabsichtigt Parästhesien auszulösen, ist dadurch geringer.

*Injektion C – oberflächlicher Ast des N. ulnaris* (Abb. 72)

5 ml des Anästhetikums werden subkutan im Gebiet über dem Processus styloideus ulnae injiziert. Man erzeugt eine lokale Schwellung, die in das Gewebe einmassiert wird. Denkbar wäre auch eine Blockade des N. ulnaris im Kubitaltunnel am Ellenbogen. Dieser Kanal ist jedoch bei den meisten Patienten sehr eng. Deshalb ist das Risiko in dieser Region zu groß, bei der Injektion den Nerv mit einer Nadel zu verletzen oder dabei zuviel Kompression auf ihn aus-

zuüben, selbst wenn nur eine geringe Menge Anästhetikum injiziert wird. Die Blockade in Ellenbogenhöhe ist daher in den meisten Fällen nicht zu empfehlen.

*Injektion D – tiefer Ast des N. ulnaris* (Abb. 71)

5 ml Anästhetikum werden unmittelbar neben der Sehne des M. flexor carpi ulnaris injiziert, entweder auf der radialen Seite (wie abgebildet) oder auf der ulnaren. Eine Injektion in die A. ulnaris ist dabei zu vermeiden.

## Andere Leitungsblockaden an der oberen Extremität

Obwohl sie in den meisten Praxen (außer in chirurgischen Ambulanzen) nicht häufig benutzt werden, sollen die hohen Blockaden doch aufgeführt werden, da sie in der Handchirurgie weite Verwendung finden.

Ein Block, der die sorgfältige Beachtung verschiedener Punkte erfordert, aber technisch nicht anspruchsvoll ist, ist der Bier-Block oder intravenöse Xylocainblock. Seine Konzeption ist einfach aber elegant: Das Gefäßsystem des Arms wird blutleer gemacht und mit Lokalanästhetikum aufgefüllt. Man braucht dazu 2 Blutsperren, die eine über der anderen (oder 2 Manschetten in einer Einheit) in der Mitte des Oberarms. Sie werden mit dem geeigneten Polster angelegt. Die Druckmanschette wird, wie man es grundsätzlich immer bei Tourniquets machen sollte, gegen eine Testmanschette geprüft, um sicherzustellen, daß der Druck korrekt eingestellt ist. Dann wird eine 1er oder 2er Braunüle am Handrücken oder am distalen Unterarm angelegt und sicher befestigt. Danach wird die obere Extremität durch Auswickeln soweit wie möglich blutleer gemacht. Der obere Tourniquet wird dann auf den üblichen Druck aufgeblasen (100–150 mm Hg oberhalb des systolischen Blutdrucks). Dann werden 30–50 ml (je nach Körpergröße und Gewicht des Patienten) des Lokalanästhetikums in die vorher plazierte Kanüle injiziert. Die Verwendung von Lidocain in 0,5–0,75%iger Konzentration ist zu empfehlen. Es ist sehr wichtig, ein Anästhetikum ohne Konservierungsmittel zu verwenden. Das Lidocain für die Infiltrationsanästhesie enthält oft Konservierungsstoffe, welche bei intravenöser Injektion jedoch zu ernsthaften Nebenwirkungen führen können. Nach 5–10 min hat man eine gute Anästhesie erreicht, die Operation kann beginnen. Nach ungefähr 30–45 min kann der Patient über Schmerzen durch den Manschettendruck klagen, so daß zu diesem Zeitpunkt die untere Manschette aufgeblasen und die obere entlastet wird. Da die untere in der anästhetischen Zone liegt, kann weitere 30–45 min operiert werden.

Die hauptsächliche Komplikation dieser Methode ist plötzlicher Druckabfall in der Manschette mit der Folge des Abflusses des Lidocains, bevor es in das Gewebe diffundiert ist. Dies kann zu Anfällen mit Erbrechen und Aspiration führen. Aus diesem Grunde bevorzugen es die meisten Chirurgen, diese Anästhesie von einem Anästhesisten durchführen zu lassen, und zwar beim nüchternen Patienten in einem Operationssaal mit vorhandener Reanimationsmöglichkeit. Weniger schwerwiegend sind die folgenden Probleme: feuchtes Operationsfeld durch Blut und Gewebeflüssigkeit, selbst wenn mit der Esmarch-Binde sehr gut ausgewickelt worden ist; die fehlende Möglichkeit, die Blutsperre am Ende der Operation aufzuheben, um beispielsweise eine Blutstillung vorzunehmen, ohne daß der anästhetische Effekt rasch nachläßt; die Tatsache, daß die Manschette nicht entlastet und wieder aufgeblasen werden kann; die Anästhesiedauer ist außerdem für einige Eingriffe zu kurz.[1]

Andere mögliche Blockaden an der oberen Extremität sind axilläre Blockaden sowie mehrere Arten der supraklavikulären Blockaden. Diese erfordern beträchtliches Geschick und Erfahrung, da das Anästhetikum in die Faszienscheide, welche die Nerven umschließt, injiziert werden muß, um den Blockadeeffekt zu erzielen. Der axil-

[1] Im deutschsprachigen Raum ist der hier favorisierte Bier-Block nicht verbreitet. Die Notwendigkeit zweier Druckmanschetten mit der Gefahr des Druckabfalls machen ihn umständlich und evtl. risikoreich. Ein weiterer und wesentlicher Nachteil liegt darin, die Blutsperre ohne Verlust der Anästhesie nicht aufheben zu können. Mit einiger Erfahrung sehr einfach zu setzen (auch und gerade von Chirurgen), ist die subaxilläre Leitungsanästhesie, die im wesentlichen nur theoretische Komplikationsmöglichkeiten aufweist.

läre Block hat weniger schwerwiegende Komplikationen, wenn man eine arterielle Punktion vermeidet. Die supraklavikulären Blockaden beinhalten das Risiko des Pneumothorax, bei Durchführung von erfahrenen Anästhesisten ist dieses Risiko aber sehr gering. Der prinzipielle Nachteil dieser Blockaden ist, daß sie manchmal keine ausreichende Anästhesie ergeben und damit eine Allgemeinnarkose erforderlich wird. Auch dauert es relativ lange bis zum Einsetzen der Wirkung. Postoperativ muß der Patient bis zum vollständigen Nachlassen der Wirkung beobachtet werden. Sowohl der axilläre als auch der supraklavikuläre Block werden am besten im Operationssaal mit Reanimationseinheit und entsprechend ausgebildetem Hilfspersonal vorgenommen. Sie können natürlich sowohl im stationären als auch im ambulanten Bereich durchgeführt werden.

# 3. Verbände und Schienen

## Allgemeine Grundsätze

Das Verbinden und Ruhigstellen ist ein essentieller Teil der Behandlung nach einer Handverletzung oder -operation. An der Hand ist die Immobilisation besonders wichtig, um normalerweise beweglichen Strukturen eine Heilungschance zu geben. Da jede Schwellung die Blutzirkulation stört, ist es absolut notwendig, diese durch Hochhalten so gering wie möglich zu halten. Ein Handverband sollte folgende Bedingungen erfüllen: Es muß bequem sitzen, haltbar sein, allen nicht verletzten Teilen soviel Bewegungsfreiheit lassen wie möglich, er sollte fest angelegt sein, so daß er nicht verrutschen kann, außerdem sollte er die Hand in einer Stellung halten, die der jeweiligen Situation adäquat ist, und so angelegt sein, daß der Verbandswechsel weder für den Patienten noch den Arzt zum Trauma wird. Der Verband muß mit sanftem Druck angelegt werden, darf aber niemals abschnüren oder komprimieren. Die Schwellung als Folge der Verletzung, der Operation oder der Erkrankung sollte vermindert, nicht verstärkt werden.

Grundsätzlich besteht der Handverband aus 2 Teilen: Der innere Verband unmittelbar auf der Wunde und der äußere Verband oder die Schienung (in einigen Fällen Gips), welcher die Hand in der entsprechenden Stellung fixiert. Es ist sehr wichtig, nicht zu vergessen,

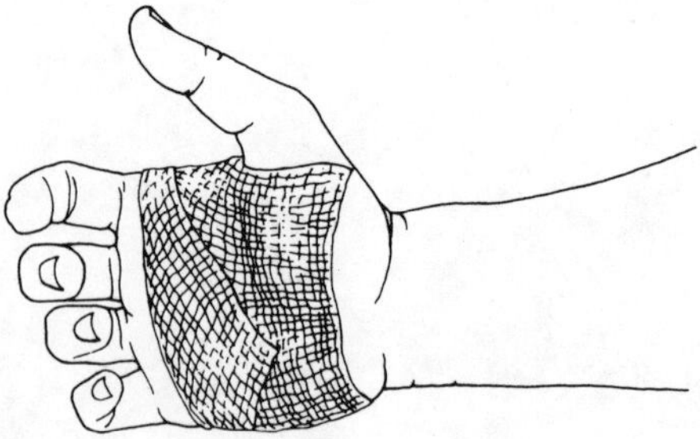

**Abb. 73.** Fettgazeverband

daß jeder Verband entsprechend dem pathologischen Prozeß gewählt und auf die spezielle Situation des einzelnen Patienten zugeschnitten sein muß.

## Der innere Verband

Die erste Lage des inneren Verbandes sollte aus nicht verklebendem Material bestehen, beispielsweise aus Fettgaze (Abb. 73). Hierfür gibt es verschiedene Produkte in unterschiedlichen Größen, einzeln und steril verpackt. Dieser Verband sollte flüssigkeitsdurchlässig sein, flüssigkeitsundurchlässige Verbände sind zu vermeiden.

Über diese erste Lage wird eine 4 × 8, 4 × 4 oder 2 × 2 cm messende, mit steriler Kochsalz- oder Ringer-Lösung getränkte Gaze gelegt.[2] Die Feuchtigkeit formt und paßt diese Schicht an die irregulären Konturen der Hand im Bereich der Wunde an; sie erleichtert zudem die Exsudation von Blut und anderer Gewebeflüssigkeit aus der Wunde in den Verband und hilft so, Hämatom- und Serombildungen zu vermeiden. Eine 5 mm dicke Schaumplatte (im Handel erhältlich) wird darübergelegt und vervollständigt so die zweite innere Schicht.

Eine andere Möglichkeit für die zweite Schicht ist locker zusammengeknäuelte Gaze, die über die erste Lage gelegt werden kann (Abb. 74). Dies dient zur gleichmäßigen Verteilung der sanften Kompression, die durch die dritte Lage vermittelt wird. Diese zweite Schicht kann leicht hergestellt werden, indem man 4 × 8, 4 × 4 oder 2 × 2 cm große Kompressen vollständig auffaltet. Es sollte auch etwas Gaze zwischen die Finger plaziert werden, um eine Mazeration an diesen Stellen zu vermeiden; die Gaze darf aber nicht zu dicht gepackt werden, weil dadurch eine Abschnürung verursacht werden könnte.

[2] Feuchte Verbände werden bei uns wegen der Gefahr der Mazeration nicht angewandt. Die auch von uns benutzten Fettgazeverbände werden nach spätestens 2 Tagen entfernt (erster Verbandswechsel in der Regel schon am 1. postoperativen Tag), da auch hier die Haut sehr schnell mazeriert.

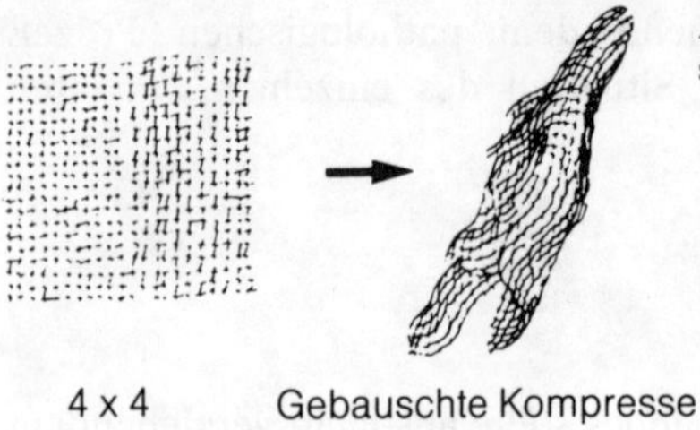


**Abb. 74.** Anlegen von Zwischenfingerstreifen und lockeren Kompressen

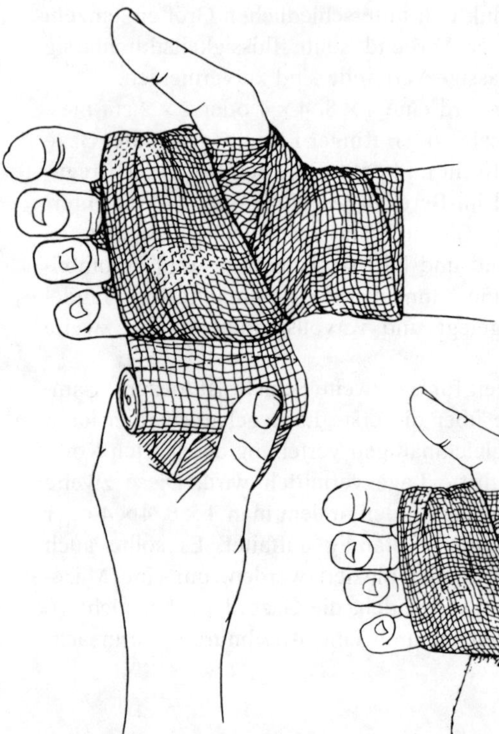

**Abb. 75.**
Anlegen einer elastischen Mullbinde

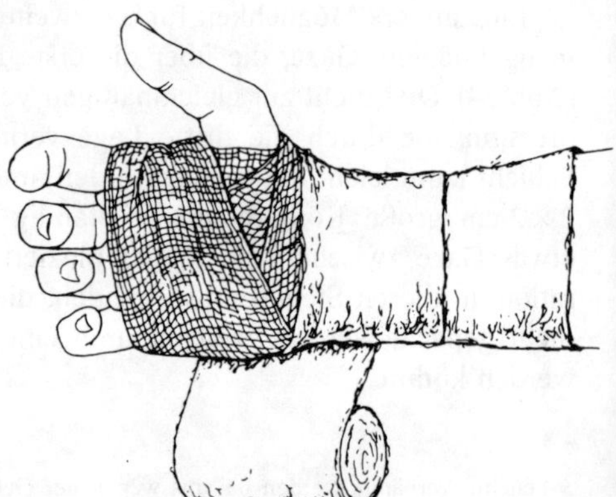

**Abb. 76.** Anwickeln von Gipspolster

Die dritte Verbandsschicht (Abb. 75) ist eine zirkulär geführte elastische Gazebinde, 3 oder 6 cm breit, die unter verschiedenen Handelsnamen zur Verfügung steht. Sie wird mit leichter Kompression über den Fingern und außerhalb des Wundgebietes angelegt, Abschnürungen müssen aber auf jeden Fall vermieden werden. Am Handgelenk und im Bereich des Unterarms muß besonders auf die Gefahr der Abschnürung geachtet werden.

Die vierte Verbandsschicht (Abb. 76) ist eine Einzellage aus Gipspolster. Sie dient dazu, das Ankleben des Gipses oder des Kunststoffverbandes an der dritten Schicht zu verhindern. Es gibt verschiedene Arten von Gipspolstern, einige sind glatt und unnachgiebig, andere etwas mehr elastisch. Bei wahrscheinlich rasch abschwellenden Verletzungen werden am besten die weniger festen, elastischeren Polster verwendet. Für die Kunststoffstützverbände empfehlen die Hersteller generell andere Polstermaterialien. Man sollte sich daher mit den jeweiligen Möglichkeiten vertraut machen und ihre Anwendung zuerst an Freiwilligen üben.

## Die Außenschicht (Schiene oder Gips)

Die Außenschicht kann entweder aus Gips oder aus einem der neueren Kunststoffverbände bestehen. Gips ist schnell und leicht anzulegen und zumindest als Primärverband billiger. Die Kunststoffverbände sind viel fester und haltbarer als Gips. Wegen seiner Haltbarkeit kann ein Kunststoffverband über mehrere Verbandswechsel benutzt werden, wohingegen ein Gipsverband gewöhnlich bei jedem Verbandswechsel neu angelegt werden muß. Diese Tatsache hebt die niedrigeren Kosten des Gipses teilweise wieder auf.

Viele Ärzte bedienen sich einer dritten Methode, nämlich vorgefertigter Unterarmhandgelenkschienen. Ein einziger tatsächlicher Vorteil ist, daß sie sofort anwendbar sind. Nachteilig ist, daß sie oft im Einzelfall nicht genau passen. Zudem sind sie viel teurer als die selbstgemachten Schienen. (Es ist besser, die Schiene dem Patienten, als den Patienten der Schiene anzupassen!)

## Gelenkstellungen

Ist eine Beugesehne verletzt, wird die in Abb. 77 dargestellte Stellung empfohlen. Diese Haltung, bekannt als die Intrinsic-plus-Stellung, erleichtert den venösen Abfluß und minimiert das Risiko der Einsteifung. Sollten sich Gelenksteifen entwickeln, gibt diese Position die beste Chance für die optimale Handfunktion.

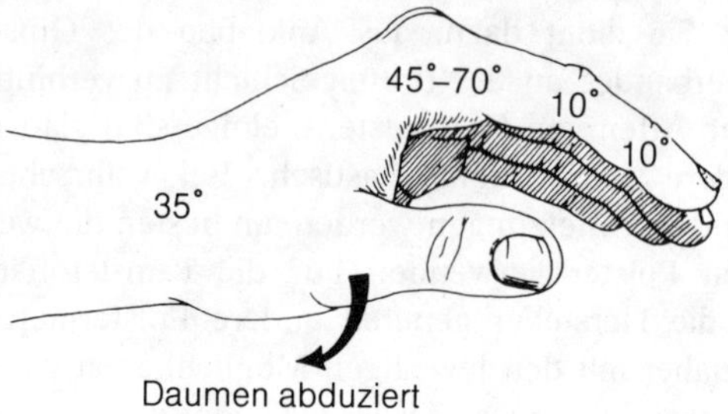


**Abb. 77.** Stellung der Hand beim Schienen – Intrinsic-plus-Stellung

Das Handgelenk wird in etwa 35° Streckung ruhiggestellt (Unterarmachse in Fortsetzung der Daumenlängsachse). Die Metakarpophalangealgelenke stehen alle in Beugestellung, ansteigend vom Zeige- zum Kleinfinger, beginnend ungefähr mit 45° beim Zeigefinger und 70° am Kleinfinger. Man muß unbedingt darauf achten, daß diese Gelenke nicht im Verband eine Streckstellung einnehmen können. In Streckstellung kontrahieren sich die MCP-Kollateralbänder, so daß es möglicherweise zur dauernden Beugebehinderung der MCP-Gelenke kommen kann.

Die Interphalangealgelenke der Langfinger sollten in Streckstellung mit einer Beugung von 10–15° ruhiggestellt werden. Der Daumen sollte etwas abduziert werden; falls ruhiggestellt, sollten das Grund- und Interphalangealgelenk in Neutralstellung stehen.

## Anlegen des Gipses oder des Kunststoffstützverbandes

Eine volare Schiene sollte mindestens 10–15 Gipslagen bzw. 5–6 Kunststofflagen über dem Polster umfassen (Abb. 78). Der Daumenballen muß herausgeschnitten werden, ebenso wie andere Bezirke, die nicht unbedingt ruhiggestellt werden müssen (dies ist der Vorteil der selbstgemachten Schiene); bei Bedarf wird zusätzlich eine dorsale Schiene angelegt, um damit die Wirkung der volaren Schiene zu verstärken.

Eine nützliche Methode zur Verstärkung einer Gipsschiene ist die Modellierung eines Längsgrates. Man erhält ein T- oder I-Profil. Dies ist bei den Kunststoffverbänden nicht notwendig, da sie von Natur aus viel fester sind.

Das Schienenmaterial darf nicht unmittelbar auf die Haut gebracht werden. Die Polsterung muß die Schiene um mindestens 1 cm überragen. Über die Schiene wird eine einzelne Lage von Gipspolster gewickelt, um damit ein Ankleben an der letzten zirkulären Binde, die die Schiene formt und an ihrem Platz hält, zu vermeiden. Elastische Binden sollten nicht verwendet werden. Eine der besten Methoden für die Fixation ist eine schräggeschnittene Stockinette. Während der Aushärtung des Gips- oder Kunststoffverbandes hält der Arzt die Hand in der gewünschten Position.

Generell sollte die Anwendung von Gips- oder Kunststoffverbänden bei der Notfallbehandlung von Handverletzungen nicht vorgenommen werden, solange die notwendige Erfahrung noch fehlt. Beim Auftreten einer Schwellung ist es für den Unerfahrenen schwierig, einen zirkulären Gips oder Kunststoffverband zu spalten. Klagt der Patient über pulsierende Schmerzen, Taubheit oder Engegefühl, muß der Verband, wie alle Verbände an den Extremitäten, gelockert, gespalten oder entfernt werden.

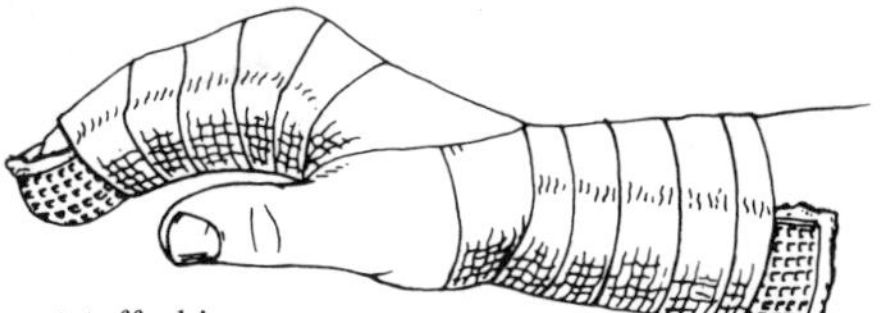

**Abb. 78.** Gips- oder Kunststoffschiene

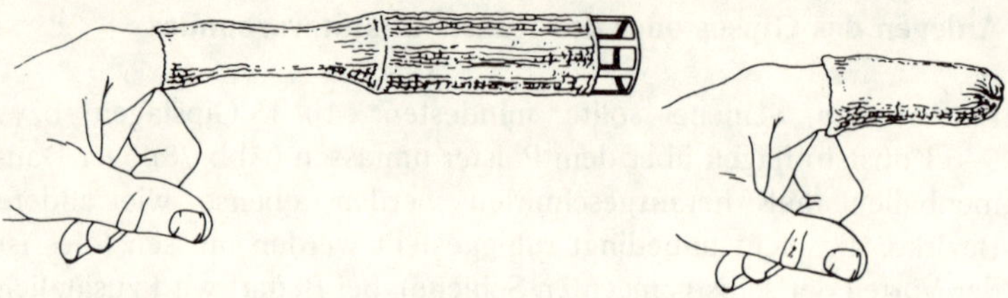

**Abb. 79.** Anlegen eines Fingerverbandes mit Schlauchgaze

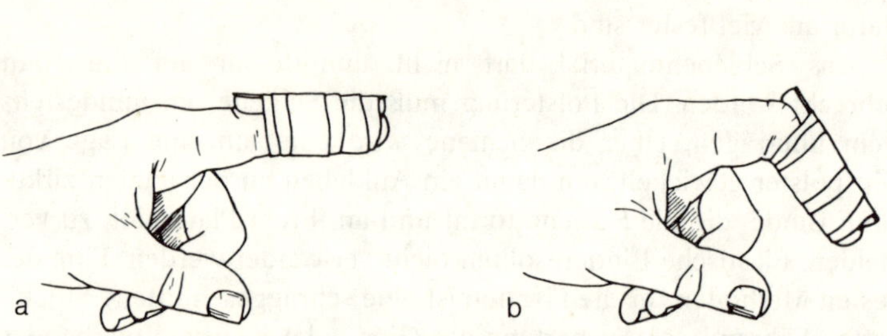


**Abb. 80 a, b.** Fingerschienung beim Hammerfinger

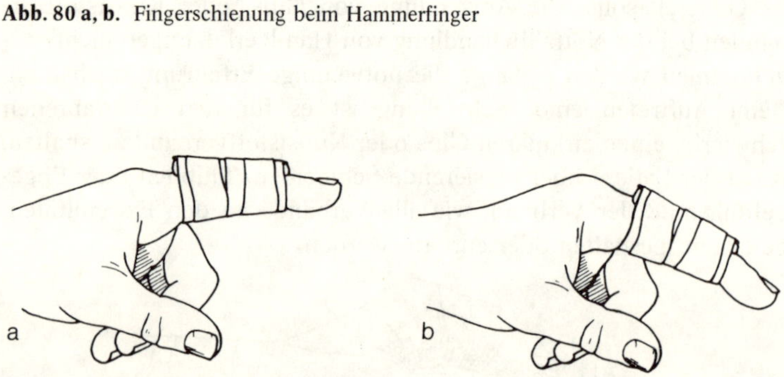


**Abb. 81 a, b.** Fingerschienung zur Ruhigstellung des PIP-Gelenks

## Der Fingerverband

Es gibt im Handel vorgefertigte schlauchförmige Gazeverbände verschiedener Typen, mit denen ein sauberer Fingerverband sehr leicht angelegt werden kann (Abb. 79). Dabei ist unbedingt darauf zu achten, nicht zuviele Lagen zu bilden, insbesondere muß vermieden werden, nach jeder Lage zu stark zu drehen. Eine andere Möglichkeit besteht darin, eine elastische Gaze um den Finger und die Kuppe zu binden. Jeder dieser Verbände wird über die 2 inneren Schichten (s. oben) gelegt.

Wenn die Fingerspitze zur Kontrolle der Durchblutungsverhältnisse nicht sichtbar ist, muß der Patient (oder seine Familie) sorgfältig instruiert werden, auf die Symptome eines zu engen Verbandes (Taubheitsgefühl oder pulsierender Schmerz) zu achten. Treten diese auf, muß der Verband sofort entfernt und der Finger inspiziert werden.

## Fingerschienen

Eine mit Schaumgummi gepolsterte Aluminium- oder Holzschiene gibt eine hervorragende Fingerschienung (Abb. 80 und 81). Diese Schienungen sind sehr nützlich für einige Fingerfrakturen, Verstauchungen der Interphalangealgelenke, Hammerfinger und verschiedene andere Probleme im Bereich der Finger. Die Schiene kann sowohl dorsal als auch auf der volaren Seite angelegt werden: Generell wird die Streckseite bevorzugt, da die Knochen dicht an der Oberfläche liegen; auf diese Weise kann eine bessere Ruhigstellung erzielt werden. Außerdem ist bei dorsal angelegter Schiene die taktile, palmare Oberfläche frei und kann zumindest bis zu einem gewissen Grad genutzt werden. Grundsätzlich gilt, daß diese Schienen nur die Interphalangealgelenke ruhigstellen sollen, denn es ist schwierig, ein Metakarpophalangealgelenk ohne zusätzliche Ruhigstellung des Handgelenks zu schienen.

## Hochlagerung der verletzten Hand

Patienten schätzen die Bedeutung der Hochlagerung ihrer Hand zur Linderung von Schmerzen, zum Erreichen einer rascheren Wundheilung, zur Infektprophylaxe und zur besseren Durchblutung durch Verminderung der Schwellung häufig nicht ausreichend ein. Deshalb sollte der behandelnde Arzt die Notwendigkeit des Hochlagerns und Hochhaltens klar und deutlich und immer wieder betonen. Nur äußerst selten wird die Hochlagerung von Nachteil sein (beispielsweise im seltenen Fall einer arteriellen Insuffizienz).

Die einfachste Art, das Hochhalten zu unterstützen, ist die Anpassung einer geeigneten Schlinge. Sie sollte so angelegt oder plaziert sein, daß die Hand in Herzhöhe zu liegen kommt (Abb. 82). Da nach längerem Gebrauch einer derartigen Schlinge besonders bei älteren Patienten Schultereinsteifungen auftreten können, müssen die Patienten instruiert werden, die Schlinge 3- bis 4mal täglich zu entfernen und Schulter sowie Ellenbogen voll durchzubewegen. Ist der Patient zu schwach, um diese Bewegungsübung vollständig durchzuführen, muß ein Familienmitglied die Gelenke passiv durchbewegen.

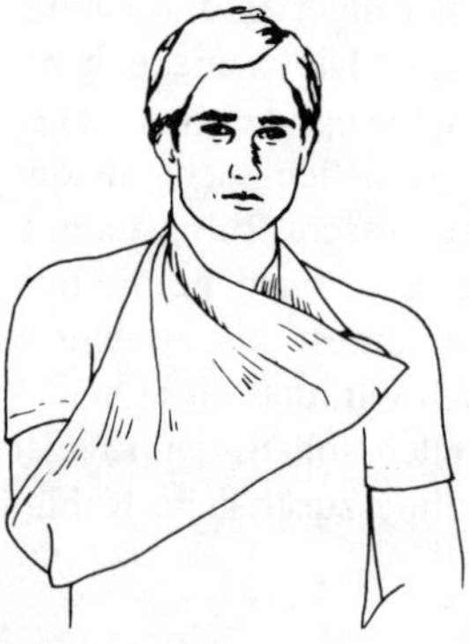

**Abb. 82.** Schlinge

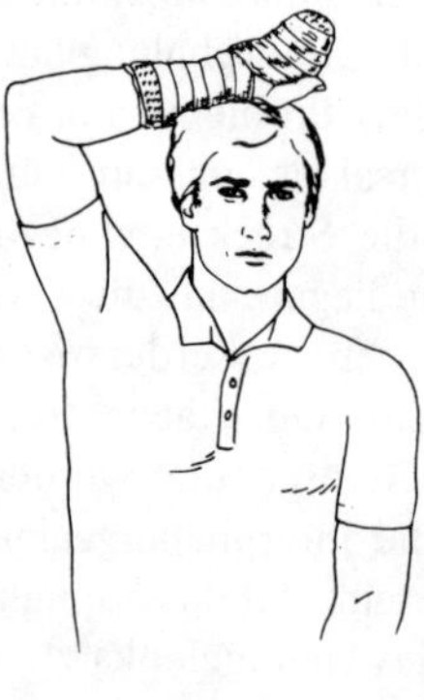

**Abb. 83.** „Hand auf dem Kopf"

Bei kooperativen Patienten gibt es zum Hochhalten eine bessere Methode als die Schlinge. Der Patient soll die Hand auf den Kopf legen (Abb. 83). Dies ist insbesondere dann von Nutzen, wenn eine massive Schwellung erwartet wird, beispielsweise in Fällen eines schweren Infekts, einer Fraktur oder einer Quetschverletzung.

Liegt der Patient im Bett, müssen Kissen so aufgebaut werden, daß die Hand höher als der Ellenbogen und der Ellenbogen höher als die Schulter zu liegen kommen (s. Abb. 112c). Beim liegenden Patienten sollte die Hand nie mit einem Seil oder einem Band hochgebunden werden.

Diese Art der Auflagerung kann paradoxerweise zur Zunahme der Schwellung führen, indem sie wie ein Tourniquet wirkt. Ist es nötig, die Hand hochzubinden, sollte hierzu die Extremität unmittelbar oberhalb des gebeugten Ellenbogens als Ansatzpunkt dienen; dabei muß zusätzlich der Ellenbogen mit Kissen unterstützt werden.

## Der Handverband beim Kind

Grundsätzlich gilt: Je kleiner das Kind, desto größer der Verband zum Schutz der Wunde und Immobilisierung der Hand. Kinder versuchen oft, einen kleinen Verband zu entfernen; gewöhnlich haben sie damit auch Erfolg.

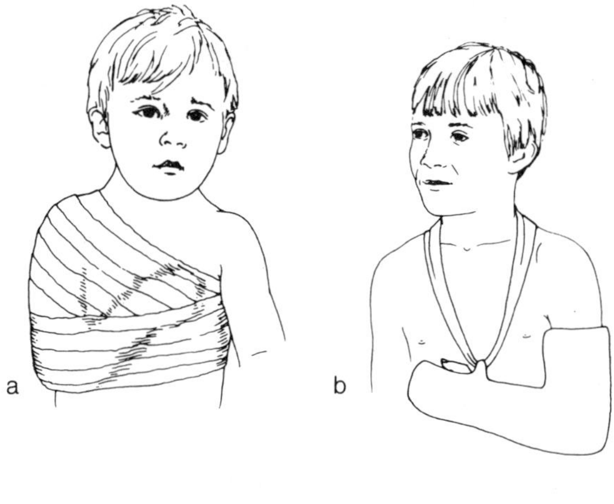


**Abb. 84.**
**a** Velpeau-Verband beim Kleinkind,
**b** Ganzarmverband bei älterem Kind

Bei größeren Wunden ist der Velpeau-Verband für Kinder bis zu 2 oder 3 Jahren geeignet (Abb. 84 a). Er verhindert, daß das Kind sich den Verband entfernt; von Kindern in dieser Altersgruppe wird er bemerkenswert gut toleriert.

Bei älteren Kindern wird ein langer Armverband bis über den Ellenbogen angelegt. Man sollte sorgfältig darauf achten, den Verband bis zur Axilla hochzuwickeln, um damit die Möglichkeit des Herabschiebens zu vermeiden (Abb. 84 b).

# 4. Größere Verletzungen, die sofortiger Behandlung bedürfen

Die definitive Behandlung dieser schwerwiegenden Handverletzungen wird am besten durch einen erfahrenen Handchirurgen durchgeführt. Jedoch muß die primäre Notfallbehandlung, selbst von schweren Verletzungen, nach bestimmten Prinzipien durchgeführt werden, die jedem Arzt, der Notfallpatienten behandelt, bekannt sein sollten. Diese Grundsätze werden hier zusammen mit einigen praktischen Hinweisen zur Notfallbehandlung größerer, sofort zu versorgender Handverletzungen besprochen.

Wenn auch eine lebensbedrohliche Blutung aus einer Wunde an der oberen Extremität selten ist, stellt sie doch einen medizinischen Notfall dar. Weit häufiger sind aber Verletzungen, welche die definitive Funktion oder gar das Überleben des verletzten Teils bedrohen. Dazu gehören auch akute internistische Notfälle: Beispielsweise wird das Überleben einer Gliedmaße durch einen akuten Kreislaufzusammenbruch bedroht, wenn es sich um eine fast komplette Amputation handelt. Langsamer, und deshalb weniger offensichtlich, geht der Verlust einher, der sekundär von einer Ischämie durch eine nicht behobene Schwellung oder von einer Infektion in einer nicht ausreichend debridierten kontaminierten Wunde seinen Ausgang nimmt.

Solange es sich nicht um eine schwere Blutung handelt, werden größere Verletzungen an der oberen Extremität, zumindest primär, am besten so behandelt, wie es für die großen Verletzungen auch an anderen Körperteilen üblich ist. Im folgenden werden die einzelnen Schritte in der Reihenfolge der Behandlungsdringlichkeit besprochen.

1. *Durchblutung.* Verletzungen, welche die Überlebensfähigkeit einer Gliedmaße bedrohen, stellen die höchste Dringlichkeitsstufe dar. Solange eine adäquate Durchblutung nicht wiederhergestellt und aufrechterhalten werden kann, sind alle nachfolgenden Schritte bedeutungslos. Dabei kann die Wiederherstellung der Durchblutung

durch einfache Maßnahmen bewerkstelligt werden, die in der Notfallaufnahme sofort durchgeführt werden können, z. B. die Reposition einer stark verschobenen Fraktur oder Luxation. Es können aber auch sehr komplexe, ausgefeilte operative mikrovaskuläre Methoden notwendig werden.

2. *Gute Hautdeckung.* Das Sicherstellen des Hautverschlusses kann durch einfache temporäre Maßnahmen wie Spalthautdeckung erfolgen, oder es kann als definitive Behandlung eine der zahlreichen beschriebenen Techniken einschließlich gestielter Lappen oder eines freien Hauttransfers mit mikrovaskulärem Anschluß durchgeführt werden.

3. *Korrekte Reposition von Knochen und Gelenken.* Dies kann nach der Reposition von Frakturen und/oder Luxationen durch äußere Schienung erreicht werden. Es kann aber auch gleich die offene Reposition und interne Fixation mit Drähten, Schrauben, Platten oder Kombinationen dieser Methoden vorgenommen werden.

4. *Adäquate Gelenkfunktion.* Sowohl die geschickte Primärbehandlung des Chirurgen, als auch die sorgfältige Nachbehandlung durch den Handtherapeuten sind zum Erhalt dieser Funktion notwendig.

5. *Sehnen- und Nervenfunktionen.* Grundsätzlich müssen die Finger Sensibilität und Beweglichkeit aufweisen, um ihre Funktion überhaupt erfüllen zu können.

Genauso wie die Behandlung diesen Prioritäten folgt, ist auch die Diagnostik bei komplexen Verletzungen nach einem System durchzuführen, um Irrtümer hinsichtlich des Vergessens wichtiger Teilaspekte und einer evtl. nicht adäquaten Therapie zu vermeiden. Solch eine Untersuchung schließt eine Basisanamnese ein, die die Antworten auf Fragen, welche für die Entscheidungsfindung von wichtiger Bedeutung sind, liefert. Die klinische Untersuchung ist eine Übung in funktioneller Anatomie. Sie wird in einer bestimmten Reihenfolge durchgeführt, wobei jedes System sorgfältig überprüft wird. Je mehr funktionelle Systeme als irreparabel geschädigt eingeschätzt werden, desto weniger erhaltenswert ist das verletzte Glied.

## Größere Schnittverletzungen mit ernsthafter Blutung

Schnittverletzungen oder Amputationen der oberen Extremität sind selten mit lebensbedrohlicher Blutung vergesellschaftet. Selbst wenn ein größeres Gefäß vollständig durchtrennt ist, kommt es normalerweise zur Retraktion, Konstriktion und Gerinnung. Jedoch bluten größere Gefäße oft sehr lebhaft, wenn sie nur teilweise durchtrennt sind; daraus kann ein lebensbedrohlicher Blutverlust resultieren. Diese partiellen Durchtrennungen können leicht durch die Beobachtung der hellroten pulsierenden Blutung aus der Wunde diagnostiziert werden. Eine z. T. eröffnete Vene kann ebenfalls zu einer fortdauernden Blutung führen, die Blutstillung ist jedoch gewöhnlich einfacher, da Venen sehr viel oberflächlicher liegen und einen geringeren Druck als Arterien aufweisen.

Die Behandlung von blutenden Gefäßen sollte niemals durch blindes Abklemmen in der blutigen Wunde erfolgen. Oft verlaufen Nerven in enger Nachbarschaft mit den Gefäßen; sie können bei einem solchen Vorgehen leicht verletzt werden. Folgende Methoden bieten sich zur Blutstillung an:

1. *Direkte Kompression.* Dies ist die einfachste Methode mit den geringsten Komplikationen; sie führt in den meisten Fällen zum Erfolg. Jedes nicht zu weiche Verbandmaterial (am besten steril) kann am Ort der Verletzung mit einer elastischen Binde fixiert werden. Der Druckverband über der Wunde wird gerade so eng angelegt, um die Blutung zum Stillstand zu bringen. Die Gliedmaße wird dabei über Herzhöhe gehalten. Befindet sich die Wunde am proximalen Teil des Arms, ist es hilfreich, einen Kompressionsverband sowohl am Arm, als auch an der Hand distal der Verletzungsstelle anzulegen. Dies begrenzt die Venenfüllung sowie die ödematöse Schwellung im Bereich des Arms und der Hand distal der Wunde. Normalerweise reicht eine feste, direkte Kompression für 10–15 min voll aus. Danach kann die elastische Binde etwas gelockert werden, falls sich nicht eine neue Blutung einstellt. Tritt die Blutung wieder auf, kann die elastische Binde wieder fester angezogen werden. Allerdings sollten, wenn die Blutung wieder anfängt, Schritte zur

definitiven operativen Blutstillung unternommen werden. Ist der Verband zu eng angezogen, kann er selber als Tourniquet wirken.

2. *Tourniquet.* Obwohl Abbindungen gewöhnlich für die Blutstillung nicht erforderlich sind, stellen sich viele Patienten mit derartigen Tourniquets vor. Erfolgte die Abbindung am Unfallort, ist sie gewöhnlich sehr eng und straff angezogen. Solche Binden sollten entfernt und an ihrer Stelle ein Druckverband (s. oben) angelegt werden, da es sonst zu irreversiblen Schädigungen von Nerven und Gefäßen kommen kann. Persistiert eine schwere Blutung trotz eines ausreichenden Kompressionsverbandes, sollte ein Tourniquet angelegt werden. Eine pneumatische Manschette ist zu bevorzugen; steht sie jedoch nicht zur Verfügung, kann auch eine Blutdruckmanschette benutzt werden. Die Blutdruckmanschette muß mit Gipspolster umwickelt werden, damit sie sich beim Aufpumpen nicht öffnen kann. Bevor der Tourniquet aufgeblasen wird, sollte der Arm blutleer gemacht werden, entweder durch Hochhalten oder durch Auswickeln mit der Esmarch-Binde. Der Druck der Manschette sollte etwa 100–150 mm Hg oberhalb des systolischen Blutdrucks liegen (wird eine Blutdruckmanschette benutzt, müssen die Schläuche zur Vermeidung eines Druckabfalls abgeklemmt werden). Ist der Tourniquet plaziert, sollte man ohne Verzögerung mit der Untersuchung und Behandlung beginnen, da eine arterielle Blutsperre nach ungefähr 30 min aufgrund der Ischämieschmerzen nicht mehr toleriert werden kann. Der Arm toleriert eine Blutsperre von ungefähr 90–120 min, ein Patient ohne Anästhesie jedoch nicht. Ergibt sich die Notwendigkeit einer operativen Blutstillung, sollte der Operationssaal für den dringlichen Eingriff freigemacht werden, so daß sofort mit der Versorgung begonnen werden kann. Falls es eine Verzögerung gibt, sollte die Manschette alle 30 min für etwa 5 min geöffnet werden.

3. *Abklemmen/digitale Kompression.* Liegt das Gefäß zuweit proximal und ist es für einen Druckverband oder eine Manschette nicht erreichbar, kann zur Blutstillung das Abklemmen oder die digitale Kompression des Gefäßes notwendig werden. In einem solchen Fall muß die Operationsabteilung darüber unterrichtet werden, daß der

Patient bereits auf dem Weg zum Operationssaal ist und nur noch wenige Minuten zur Vorbereitung zur Verfügung stehen. Wegen des Kollateralkreislaufs ist die Versorgung beider Gefäßstümpfe notwendig.

## Amputations- oder Devaskularisationsverletzungen mit potentiell replantierbaren Anteilen

Die technischen Fortschritte in der Mikrogefäßchirurgie haben die Behandlung von Amputationen an den Extremitäten gewandelt. Es ist jetzt technisch möglich, Teile eines Fingers in nahezu jeder Amputationshöhe wieder zu replantieren, wenn es sich um eine scharfe Amputationsverletzung handelt. Tatsächlich ist jedoch die Replantation eines amputierten Teils nicht immer im Interesse des Patienten. In vielen Fällen sind die Funktion und das Erscheinungsbild der Hand trotz Amputation eines Teils oder eines ganzen Fingers besser, als im Falle der Replantation. Die Entscheidung zur Replantation hängt ab von der Höhe der Absetzung und dem Verletzungsmechanismus, dem Alter und dem Beruf des Patienten. Soll eine Replantation durchgeführt werden, ist es jedoch wichtig, den Zeitverzug möglichst gering zu halten. Je proximaler die Amputationshöhe, desto schneller muß replantiert werden. Die Ischämiezeit ist umgekehrt proportional zum Muskelvolumen der amputierten Gliedmaße.

### Grundsätzliches zur Patientenauswahl

Die im folgenden beschriebenen Grundsätze hinsichtlich der Indikationsstellung zur Replantation sind in den letzten Jahren entwickelt worden. Die Entscheidung zur Wahl eines Vorgehens muß immer im Zusammenhang mit der Persönlichkeit des Patienten getroffen werden, und nicht nur aufgrund von Überlegungen hinsichtlich der Hand und ihrer amputierten Teile.

*Art der Verletzung*

Das Überleben und die Funktion sind am erfolgversprechendsten bei scharfen Amputationen. Quetsch- und Ausrißamputationen haben eine viel weniger günstige Prognose hinsichtlich der Anheilung und der Funktion.

*Höhe der Verletzung*

Das funktionelle Resultat variiert beträchtlich in Abhängigkeit der Verletzungshöhe; beispielsweise ist die Funktion der Beugesehne nach Amputationen in Höhe der proximalen Phalanx gewöhnlich schlecht. Die Funktion der Beugesehne nach der Replantation eines Fingers in etwa der Mitte der Metakarpalknochen oder einer Hand in Handgelenkhöhe ist gewöhnlich gut (dies korrespondiert mit den Ergebnissen der Beugesehnenchirurgie in diesen Abschnitten). Die funktionellen Resultate höherer Amputationen (insbesondere Oberarm- und Schulteramputationen) sind sehr schlecht, besonders wenn eine Ausrißverletzung des Plexus brachialis vorliegt.

*Altersbezogene Faktoren*

Bei Kindern ist die Prognose grundsätzlich besser als bei Erwachsenen.

Indikationen und Kontraindikationen für die Replantation

*Indikationen*

1. Verletzungen mehrerer Finger: Dies gilt auch für die Amputation eines Einzelfingers, wenn die verbliebenen Finger zwar nicht amputiert, jedoch schwer geschädigt sind.
2. Die meisten Amputationen des Daumens, besonders bei Abtrennung proximal des Interphalangealgelenks.
3. Amputationen bei Kindern (manchmal sogar Einzelfinger).
4. Saubere Amputationen in Höhe der Hand, des Handgelenks oder des distalen Unterarms.

*Relative Kontraindikationen*

1. Amputationen durch schwere Quetsch- oder Ausrißverletzungen.
2. Einzelfingeramputationen bei Erwachsenen, insbesondere wenn sie zwischen den Metakarpophalangealgelenken und proximalen Interphalangealgelenken liegen. In solchen Fällen spielen der Beruf, Hobbys und insbesondere der Wunsch des ausreichend informierten Patienten hinsichtlich der evtl. vorzunehmenden Replantation eine große Rolle.
3. Schwere kontaminierte Amputationen.
4. Schwerer Nikotinabusus.

*Absolute Kontraindikationen*

1. Schwerwiegende zusätzliche Verletzungen oder internistische Probleme.
2. Schwere Verletzungen des amputierten Teils auf verschiedenen Höhen.
3. Nichteinwilligung des Patienten in eine komplette Nikotinabstinenz für mindestens 3 Monate nach der Replantation.
4. Ein psychotischer Patient, der eine Selbstamputation willentlich vorgenommen hat.

Jeder Patient, der den Wunsch nach einer Replantation äußert, sollte an ein Replantationszentrum überwiesen werden, damit dort die definitive Indikation gestellt werden kann, außer es besteht eine absolute Kontraindikation. Bei Vorliegen nur relativer Kontraindikationen sollte der Patient auch überwiesen werden. Hinsichtlich des Wiederangehens des Replantats sollten keine Versprechungen gemacht und unrealistische Erwartungen sollten nicht noch unterstützt werden. Am besten überläßt man es dem Replantationschirurgen, dem Patienten zu erläutern, was ihn möglicherweise erwartet. Patienten, bei denen man eine Replantation vorgenommen hat, müssen normalerweise eine lange Zeit der Nachbehandlung und Rehabilitation auf sich nehmen (6–36 Monate), um wieder eine annehmbare Funktion zu erreichen. Möglicherweise sind dazu noch mehrere Folgeoperationen notwendig. Langanhaltende Bewegungseinschränkung, Sensibilitätsstörung und Kälteintoleranz sind Probleme, die nach Replantationen auftreten, insbesondere bei älteren Erwachsenen.

Notfallbehandlung

Sowohl der verletzte Patient als auch das Amputat müssen entsprechende Behandlung erfahren; am besten bemüht sich dabei ein Arzt um den Patienten und ein zweiter um das Amputat. Sowohl das verletzte Glied als auch das Amputat müssen geröntgt werden. Diese Aufnahmen müssen in den Operationssaal mitgegeben werden. Während der Patient und das Amputat für eine etwaige Verlegung vorbereitet werden, muß eine Kontaktaufnahme zwischen dem Replantationszentrum und den aktuell behandelnden Ärzten stattfinden. Für die meisten Patienten mit Fingeramputationen genügt der Transport mit Privatauto bzw. Krankenwagen. Muß eine lange Strecke zurückgelegt werden, kann der Lufttransport indiziert sein.

*Der Patient*

1. Nach Anamneseerhebung und Untersuchung wird die Wunde vorsichtig gesäubert und mit steriler Kochsalzlösung gespült. Auf den Stumpf kommt nichtklebende Gaze, die mit einem sterilen Kompressionsverband bedeckt wird.
2. Es wird ein venöser Zugang zur Flüssigkeitsinfusion und Medikamentenverabreichung angelegt.
3. Die entsprechende Tetanusprophylaxe (s. 98) wird vorgenommen. Der Patient bekommt intravenös Antibiotika verabreicht. Es können ein Cephalosporin, ein penicillinaseresistentes Penicillin oder Erythromycin verordnet werden.
4. Eine orale Nahrungsaufnahme sollte nicht mehr stattfinden (Anästhesie!).
5. Analgetika können gegeben werden, es sollte aber immer sichergestellt werden, daß der Replantationschirurg noch mit dem Patienten kommunizieren kann.

*Das Amputat*

1. Das Amputat wird vorsichtig gesäubert und die Wundoberfläche mit Ringer-Laktatlösung gespült. Es wird nicht perfundiert.
2. Weitere Manipulationen am Amputat dürfen nicht mehr vorgenommen werden.
3. Das Amputat wird in mit Kochsalz- oder Ringer-Laktatlösung angefeuchtete Gaze eingepackt und in einen sterilen Behälter entsprechender Größe oder in einen zugebundenen Plastiksack gelegt (Abb. 85).[3]
4. Der sterile, wasserdichte Behälter wird in einen großen, sauberen (aber nicht notwendigerweise sterilen) Eimer, der Eis und Wasser enthält, gelegt. So ergibt sich eine Temperatur von ungefähr 4 °C, die für die Konservierung ideal ist. Der direkte Eiskontakt eines nicht eingepackten Amputats führt zu Erfrierungen und weiterer Schädigung.

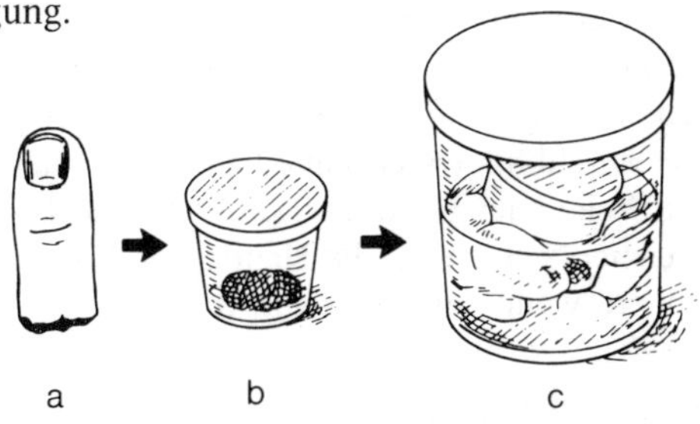


**Abb. 85 a–c.** Transport eines Amputats bei evtl. vorgesehener Replantation

## Inkomplette Amputation mit Durchblutungsstörung (subtotale Amputation)

Obwohl hierbei die Unterbrechung der Durchblutung weniger dramatisch als bei der kompletten Amputation verläuft, ist die Dringlichkeit jedoch genauso groß. In einigen Fällen kann die Primärbehandlung sogar schwieriger sein. Bei einem devaskularisierten, aber nicht vollständig amputierten Glied wird die Wunde vorsichtig gesäubert und verbunden. Wenn das verletzte Teil disloziert ist,

[3] Amputate werden nach deutschen Richtlinien in trockene Kompressen eingeschlagen (Gefahr der Mazeration).

sollte es sachte in eine korrekte Position ausgerichtet und eine Schienung angebracht werden, um damit Gefäßabknickung oder Gefäßverdrehung zu vermeiden. Das subtotale Amputat sollte durch Anlegen gut verpackter Eiswasserpackungen gekühlt werden. Die anderen Maßnahmen entsprechen in etwa denen bei kompletter Amputation.

## Ausgedehnte schwere Handverletzungen

Schwere Handverletzungen treten gewöhnlich auf in der Industrie oder auf dem Bauernhof bei Arbeiten mit Maschinen, wie z. B. hydraulischen Pressen, Spritzgußpressen, Mühlen, Fräsmaschinen, Rotationspressen, Treibriemen und Maschinensägen. Der nicht korrekte Gebrauch von Werkzeugen im Haushalt (Motorrasenmäher, Schneefräsen) kann ebenfalls zu diesen Verletzungen führen. Das Ziel der Notfallbehandlung solcher Verletzungen besteht darin, alles lebensfähige und evtl. nützliche Gewebe zu erhalten. Ursprünglich gut durchblutetes Gewebe kann später nekrotisch werden aufgrund nachfolgender Schwellung, welche die Durchblutung behindert. In gleicher Weise wird die Heilung und die funktionelle Erholung verzögert, wenn ein Infekt auftritt.

### Wundbehandlung

#### *Primäre Wundversorgung*

Diese beinhaltet vor dem Wundverschluß ein ausreichendes Debridement von augenscheinlich devitalisiertem Gewebe, mit Entfernung aller Fremdkörper und schwer kontaminiertem Gewebe. Kann der Wundverschluß nur unter Spannung erzielt werden, sollte die Wunde offen gelassen und entweder mit einem Hauttransplantat oder verzögerter Primärnaht verschlossen werden.

Die Abgrenzung von lebensfähigem zu untergegangenem Gewebe kann schwierig sein. Es ist besser, zuwenig als zuviel Gewebe zu opfern.

Im folgenden werden einige Anhaltspunkte zur Unterscheidung zwischen lebensfähigem und untergegangenem Gewebe aufgeführt:

1. Beobachtung der frisch ausgeschnittenen Wundränder auf Blutung.
2. Auftreten reaktiver Hyperämie nach Entfernen der Blutsperre.
3. Intravenöse Gabe von 2 ml 10%iger Fluorescinlösung und Betrachtung unter einer Wood-Lampe (ultraviolett) in einem abgedunkelten Raum, wobei lebensfähiges Gewebe fluoresziert.
4. Es kann auch die sog. Second-look-Technik angewendet werden. Dabei handelt es sich um eine zweite operative Inspektion 2 oder 3 Tage nach der Erstoperation, wenn die Gewebedemarkation gewöhnlich weiter fortgeschritten ist. Dies erfordert eine zweite Anästhesie, kann aber oft kombiniert werden mit der Deckung durch ein Hauttransplantat oder die verzögerte Primärnaht.

*Verhinderung der Schwellung*

Die Primärversorgung muß auch die posttraumatische und postoperative Schwellung verhindern. Dies bedeutet, daß eine Wunde nur locker verschlossen werden darf oder offengelassen werden muß (s. oben). Außerdem muß die Faszie, insbesondere am Unterarm, langstreckig inzidiert werden; sie darf unter keinen Umständen wieder dicht vernäht werden (s. unten, Kompartmentsyndrome).

*Behandlung knöcherner Verletzungen*

Nach dem Debridement und der Wundsäuberung werden Frakturen reponiert und mit Hilfe geeigneter Methoden ruhiggestellt. Dies kann durch einfache Schienungen, perkutane Kirschner-Draht-Spikkungen, offene Reposition und Fixation mit Drähten, Platten, Schrauben oder einer Kombination dieser Methoden geschehen. Dauerzug ist nur sehr selten bei Handfrakturen indiziert; dabei werden die kleinen Gelenke gedehnt. Im Bereich der Hand werden eher direktere Methoden zur Stabilisierung von Frakturen angewendet.

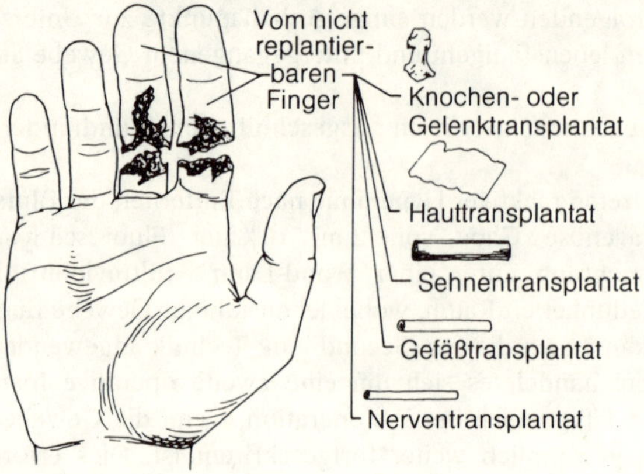


**Abb. 86.** Verwendung von nicht replantierbaren Fingern

Letztlich ist es bei der Behandlung dieser Art von Verletzungen wichtig, lebensfähiges, aber nicht funktionell wichtiges Gewebe zu erhalten. Beispielsweise kann ein schwer geschädigter Zeigefinger eine noch gut durchblutete Haut mit Verbindung zur Hand haben, so daß diese als ein gestielter Lappen zur Deckung eines Hautdefekts an einer anderen Stelle der Handoberfläche benutzt werden kann. Die durchbluteten, zum Zeitpunkt der Primärversorgung jedoch nicht sofort benötigten Teile können belassen und in einer Folgeoperation verwendet oder amputiert werden (Abb. 86).

## Kompartmentsyndrome

Manche schwerwiegenden Probleme treten zuerst viel versteckter auf als beispielsweise blutende offene Verletzungen oder verstümmelte Hände. Das Ausmaß dieser Verletzungen ist bei der Erstuntersuchung nicht evident. Einige von ihnen führen zu fortschreitender Ischämie tieferer Strukturen (Muskeln und größere Nervenstämme). Es handelt sich dabei um die sog. Kompartmentsyndrome, die durch

Erhöhung des intrafaszialen Drucks entstehen. Sie können sowohl die Folge geschlossener als auch offener Verletzungen sein. Ihr Endzustand ist im unbehandelten Fall die ischämische Volkmann-Kontraktur der Extremität, eine invalidisierende Situation mit Sensibilitätsverlust und äußerst eingeschränkter motorischer Funktion. Geschlossene Verletzungen werden heute häufig bei Patienten, die infolge einer Medikamentenüberdosierung für längere Zeit auf ihrem Arm liegen, gesehen. Diese Folgen können aber auch nach einer kurzen schweren Quetschung, z. B. durch eine hydraulische Presse, auftreten. Ein zu enger Gipsverband ist eine weitere häufige Ursache für ein Kompartmentsyndrom. Offene Verletzungen, die zu einem Kompartmentsyndrom führen können, sind Messer- oder Nadelstichwunden, Hämophilie, Blutungen, Blutung nach arterieller Punktion sowie ähnliche Vorkommnisse, bei welchen Blut und andere Gewebeflüssigkeiten im Faszienraum eingeschlossen sind und dadurch einen hohen Druck aufbauen.

Der zugrundeliegende pathologische Mechanismus ist die Flüssigkeitsexsudation im Bereich der Kapillaren unter einer engumschließenden Faszie. Ein arterieller Spasmus kann diesen Prozeß in Gang setzen, aber die oben beschriebenen Verletzungsmechanismen stellen viel häufiger die Ursachen dar. Mit zunehmendem Volumen wird der venöse Abstrom unterbunden bevor der arterielle Zufluß stoppt, so daß der Druck weiter ansteigt. Schließlich sistiert auch der arterielle Zustrom. Paradoxerweise können die Pulse distal kräftig tastbar bleiben, während sich das Syndrom entwickelt.

Die Diagnosestellung eines drohenden Kompartmentsyndroms wird v. a. durch erhöhte Aufmerksamkeit möglich. An diese Gefahr muß bei jeder Verletzung im Bereich des Unterarms immer gedacht werden. Das vollentwickelte Bild eines gespannten schmerzhaften Arms mit Blässe, distaler Pulslosigkeit, Lähmung und Kontraktur, wie es Volkmann beschrieben hat, ist selten und tritt erst sehr spät im Verlauf der Entwicklung des Syndroms auf, wenn Muskel- und Nervenveränderungen schon irreversibel sind. Die Diagnose muß daher vor diesem Stadium gestellt werden. Kompartmentsyndrome können in den volaren oder dorsalen Unterarmkompartimenten oder in den Intrinsic-Muskelkompartimenten der Hand auftreten.

In einem frühen Stadium des Syndroms klagt der Patient über Schmerzen, die durch passive Dehnung der betroffenen Muskeln intensiviert werden. Am häufigsten sind dies die Fingerbeuger am Unterarm, so daß die passive Streckung der Finger starke Schmerzen verursacht. Genauso können jedoch die Fingerstrecker oder die Intrinsic-Muskeln der Hand bei einem Kompartmentsyndrom betroffen sein, so daß die Muskeln, die als wahrscheinlich betroffen angesehen werden, durch passive Dehnung überprüft werden müssen. Bei Fortschreiten des Syndroms wird die passive Dehnung der betroffenen Muskeln immer schwieriger, möglicherweise ist sie gar nicht mehr durchführbar. Die Extensoren werden durch passive Beugung des Handgelenks und der Finger im Metakarpophalangealgelenk geprüft, die Intrinsic-Muskeln durch den Versuch der passiven Beugung der Interphalangealgelenke bei in Streckstellung fixierter Metakarpophalangealgelenke.

Zur selben Zeit, in der die Muskeln die oben beschriebenen Veränderungen erleiden, unterliegen die im betroffenen Gebiet gelegenen Nerven der Kompression, die sich zuerst als intensive Schmerzen sowie Parästhesien und letztlich als Gefühllosigkeit äußert.

Während dieser Zeit können die peripheren Pulse permanent tastbar und kräftig sein. Der Unterarm ist gewöhnlich nicht stark geschwollen, fühlt sich aber sehr hart und gespannt an und ist druckschmerzhaft. Ist die Hand betroffen, zeigt sich das sehr häufig durch Anschwellung. Die in der „Intrinsic-plus"-Stellung arretierte Hand mit adduziertem Daumen wird erst im sehr späten Stadium gesehen.

Die klinische Untersuchung bleibt die wichtigste und aussagekräftigste Methode in der Diagnostik der Kompartmentsyndrome der oberen Extremität. Die Messung des intrakompartimentellen Drucks hat in den letzten Jahren eine weite Verbreitung gefunden und kann auch an der oberen Extremität Anwendung finden, obgleich sie wahrscheinlich von größerer Wertigkeit im Bereich der unteren Extremität ist. Diese Untersuchung macht es erforderlich, daß eine Nadel, ein Katheter oder eine Kanüle, die an ein Druckmeßsystem angeschlossen ist, in das entsprechende Kompartiment zur Druckmessung eingestochen wird (Abb. 87). Drücke über 30 mm

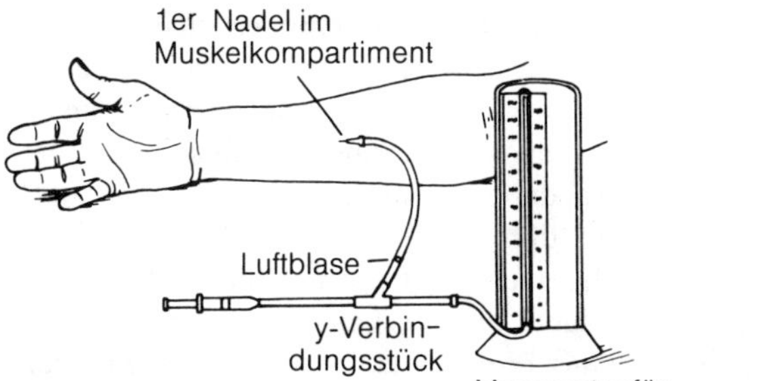


**Abb. 87.** Die Messung des subfaszialen Drucks bei Verdacht auf Kompartmentsyndrom

Hg werden als gefährlich hoch angesehen, wenn sie länger als etwa 8 h bestehen, diese Patienten sollten fasziotomiert werden. Die Drücke können graduell über eine Zeitspanne von mehreren Stunden ansteigen; falls der Verdacht auf die Entwicklung eines Kompartmentsyndroms besteht, sollten der Patient auch bei normalen Druckwerten beobachtet und wiederholte Messungen vorgenommen werden.

Die Drücke in den Kompartimenten müssen mit dem diastolischen Blutdruck in Beziehung gesetzt werden. Hypotension verschlimmert die Gewebeischämie, wohingegen sich die Hypertension günstig auswirkt. In zweifelhaften Fällen ist es immer richtig, eine Dekompression durchzuführen.

Die Behandlung der Kompartmentsyndrome erfolgt operativ; sie ist sofort vorzunehmen. Alle einengenden Faszien müssen in ganzer Länge gespalten werden und offen bleiben. Dies beinhaltet natürlich eine entsprechend ausgedehnte Hautinzision, die auch offen bleiben muß. Alles nekrotische Muskelgewebe wird entfernt. Der Verschluß wird immer sekundär vorgenommen und erfordert in den meisten Fällen die Deckung mit einem Hauttransplantat 3–5 Tage nach der Fasziotomie. Die Fasziotomie ist ein größerer Eingriff und erfordert gewöhnlich eine Allgemeinanästhesie. Sicherlich ist eine intravenöse Xylocainblockade kontraindiziert; die meisten Anästhesisten führen in derartigen Situationen nicht gern Nervenblockaden durch. Bei einem schwerkranken, komatösen Patienten kann der Eingriff ohne jegliche Anästhesie vorgenommen werden. Alle betroffenen Faszienkompartimente müssen eröffnet werden. Genau wie bei jeder anderen chirurgischen Maßnahme im Bereich der oberen Extremität, dürfen Inzisionen die Beugefalten niemals im rechten Winkel überqueren. Iatrogene Sehnen-, Gefäß- und Nervenschäden müssen durch entsprechende Aufmerksamkeit vermieden werden. Wurde das Problem eines drohenden Kompartmentsyndroms erkannt und ggf. frühzeitig behandelt, wird in den meisten Fällen eine gute Funktion erreicht. Die in etwa einzige Kontraindikation zur chirurgischen Behandlung eines Kompartmentsyndroms besteht bei einem Patienten, der sich in einem Zustand befindet, in dem Anästhesie oder Blutverlust sich lebensbedrohend auswirken würden (z. B. Antikoagulanzientherapie bei bestehender Lungenembolie).

## Hochdruckinjektionsverletzungen

Toxische Substanzen wie Plastik, Farben, Abdichtmassen oder Gleitmittel können unter Drücken, die ungefähr zwischen 700 und 7000 kPa liegen, „injiziert" werden (gewöhnlich in die Finger). Gewöhnlich gibt der Arbeiter an, die Spritzpistole entleert zu haben, während er mit seinem Zeigefinger die Spritzdüse abgewischt hat. Bei der ersten Betrachtung erscheint die Wunde unauffällig, es ist lediglich eine stecknadelkopfgroße Hautläsion an der Fingerkuppe zu erkennen. Wenige Stunden nach der Verletzung tritt gewöhnlich ein intensiver Schmerz auf; es besteht eine Druckschmerzhaftigkeit entlang des Weges, den das Fremdmaterial zurückgelegt hat (Abb. 88).

Röntgenaufnahmen der Weichteilgewebe können das Ausmaß der Injektion erkennen lassen, falls das Material röntgendicht ist (z. B. bleihaltige Farbe). Die Behandlung besteht im Freilegen und Entfernen des eingebrachten Fremdmaterials unter entsprechender Anästhesie (hohe regionale oder Allgemeinanästhesie) im Opera-

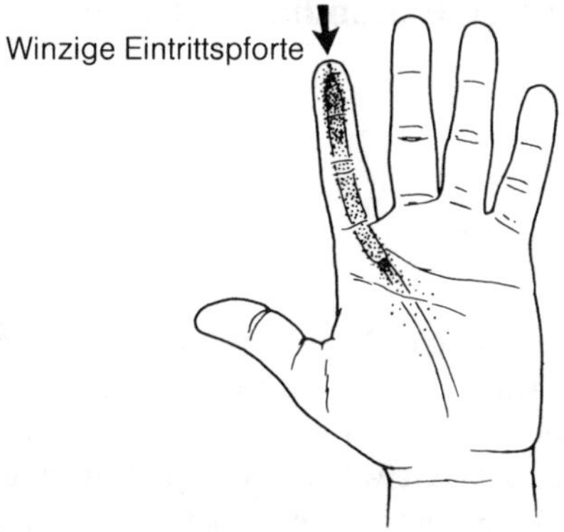


**Abb. 88.** Die Ausbreitung des Fremdmaterials bei Hochdruckinjektionsverletzung

tionssaal. Durch den hohen Druck kann die injizierte Substanz weit von der Injektionsstelle innerhalb von Sehnenscheiden und entlang von Faszien nach proximal vorgetrieben worden sein. Das Debridement kann eine Inzision von der Fingerspitze bis in Unterarmhöhe erforderlich machen, obgleich die Substanz in der Regel nicht jenseits der Mitte der Handfläche verteilt ist. Die Säuberung kann sich schwierig gestalten, da die Substanzen in die Gewebe eingepreßt sind; der Eingriff kann längere Zeit dauern. Es kann dabei nötig sein, Weichteilgewebe zu entfernen und evtl. einen „Second-look-Eingriff" vorzunehmen (s. oben). Die Wunden sollten nicht verschlossen werden.

Trotz optimaler Behandlung hinsichtlich der Schnelligkeit des Eingreifens und der Ausdehnung des Eingriffs kann ein funktionsloser Finger verbleiben, der im Nachhinein doch noch die Amputation erforderlich macht. Der kritische Punkt, der sowohl bei den Kompartmentsyndromen, als auch den Injektionsverletzungen bedacht werden muß, ist, daß sich beide zu Beginn relativ unauffällig präsentieren, jedoch eine sofortige chirurgische Therapie benötigen, um dem Patienten damit die Chance zum Erhalt einer normalen Funktion zu geben. Dies kann aber nicht geschehen, wenn das Problem dieser beiden Verletzungen nicht bekannt ist.

## 5. Größere Verletzungen, die eine frühzeitige Behandlung erfordern

### Verbrennungen

Der Begriff „Verbrennungen“ umfaßt auch die Verletzungen, die durch schädliche Chemikalien, elektrischen Strom und extreme Kälte verursacht werden. Bei all diesen Schädigungen wird Gewebe durch nicht mechanische Gewalteinwirkung zerstört. Die häufigsten Formen sind natürlich thermische Verletzungen durch Flammen, heiße Gegenstände oder heiße Flüssigkeiten. Die Hand unterliegt einem großen Risiko von Verbrennungsverletzungen, da sie normalerweise häufig diesen nicht mechanischen Einflüssen ausgesetzt ist.

Thermische Verletzungen

Der Schlüssel zur effektiven Behandlung von Verbrennungen liegt in der frühzeitigen Abschätzung der Verletzungstiefe. Im allgemeinen führen Verletzungen durch heiße Flüssigkeiten nicht zu einer Zerstörung der gesamten Hautschichten. Verbrennungen durch Flammen oder solche durch Kontakt mit heißen Metallen können tiefe Gewebezerstörungen verursachen, welche die Haut teilweise oder vollständig erfassen können.

Es gibt einen Merksatz, um zwischen Verbrennungen I., II. und III. Grades zu unterscheiden (er ist nützlich, obwohl er nicht immer ganz genau zutrifft): R B C; *r*ed (rot) = I-gradig, *b*lister (Blase) = II-gradig, *c*harred (verkohlt) = III-gradig. Die schwierigen Probleme treten bei den Verbrennungen II. Grades auf, die gerade nicht mehr II. oder meist schon III. Grades sind. Die Festlegung der Verbrennungstiefe wird in den folgenden Abschnitten ausführlich besprochen.

*Verbrennungen I. Grades*

Bei Verbrennungen I. Grades oder oberflächlichen Verbrennungen treten Erytheme und oftmals einige kleine Blasen auf. Obwohl diese Verbrennungen außerordentlich schmerzhaft sein können, sind sie selten schwerwiegend und benötigen nur die Maßnahmen der Ersten Hilfe. Zuerst wird die Hand unter fließendem Wasser gekühlt und dann sanft mit einer milden Seifenlösung gesäubert. Der Patient kann dies gewöhnlich selbst durchführen. Das verbrannte Areal wird dann mit einer Fettgaze zur Adhäsionsprophylaxe und einem sterilen Verband aus Gazebinden abgedeckt. Es ist sehr wichtig, daß die Hand hochgehalten und der Patient mit einer Schlinge versorgt wird. Der Befund sollte nach 2 Tagen kontrolliert werden, Antibiotika sind bei Verbrennungen I. Grades nicht erforderlich.

*Verbrennungen II. Grades*

Bei Verbrennungen II. Grades erfaßt die Schädigung teilweise den Hautquerschnitt (Abb. 89). Die Komplikationen hängen davon ab, welcher Anteil der Hautschicht zerstört ist. Aus diesem Grund kann sich die palmare Haut, die dicker als die Haut am Handrücken ist,

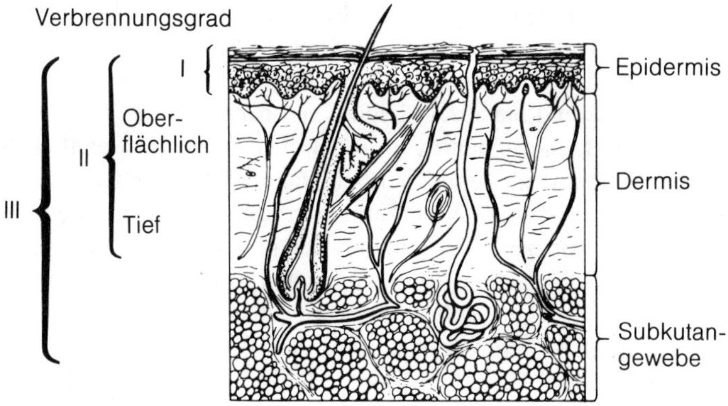


**Abb. 89.** Querschnitt durch die Haut

von tieferen Verbrennungen im Unterschied zur Haut des Handrükkens besser erholen. Sind die Hautschichten nur teilweise betroffen, treten ein tiefes Erythem oder extensive Blasenbildung auf. Dies führt im Unterschied zur Verbrennung I. Grades klinisch zur längeren Heilungszeit und größeren Wahrscheinlichkeit des Auftretens eines Ödems, einer Infektion und letztlich einer Vernarbung. Histologisch zeigt ein Hautquerschnitt die tiefere Verletzung.

Blasen sollten der spontanen Ruptur überlassen werden. Vor und nach der Ruptur müssen sie mit einer Fettgaze geschützt werden, eine Unterarmschienung in der Intrinsic-plus-Stellung (s. Kap. 3) sollte vorgenommen werden. Viele Chirurgen verwenden antiinfektiöse Agenzien, z. B. 1%iges Silbersulfadiazin.

Täglich müssen ambulante Wundkontrollen durchgeführt werden, um die Wunde zu säubern und den Silbersulfadiazin- und den Schutzverband sowie die Schiene zu erneuern. Auf die Zeichen der Infektion, der Schwellung oder der verzögerten Heilung muß geachtet werden. Während der Verbandswechsel wird die Hand in allen Gelenken voll durchbewegt. Patienten mit Verbrennungen haben großen Nutzen von der frühzeitigen Überweisung an einen Krankengymnasten zur Durchführung von Bewegungsübungen. Bevor ein Bewegungsverlust eintritt und Kontrakturen bestehen, kann der Therapeut abnehmbare, immer wieder verwendbare thermoplastische Schienen anlegen, um damit die Hand zwischen den Übungsterminen in der „geschützten" Stellung (s. Kap. 8) zu halten. Der Krankengymnast kann auch Druckhandschuhe zur Verminderung der Narbenbildung nach der Heilung verordnen.

Die Heilung, ausgehend von tiefen, nicht verletzten epithelialen Strukturen, dauert gewöhnlich 10–15 Tage. Tiefe, nur teilweise die Hautschicht umfassende Verbrennungen können, wenn eine Infektion hinzukommt, zu Schädigungen der gesamten Haut fortschreiten, so daß engmaschige Wundkontrollen von großer Bedeutung sind. Am Handrücken sollte die Epithelialisierung nach 2 Wochen eintreten. Ist dies nicht der Fall, wird der verbrannte Bezirk ausgeschnitten und der Defekt mit einer dicken Spalthaut bedeckt, da ansonsten die Heilung unter starker Narbenbildung erfolgt, so daß die Handfunktion ernsthaft beeinträchtigt sein wird.

*Verbrennungen III. Grades*

Bei der Verbrennung III. Grades liegt immer ein Verlust der gesamten Haut mit Zerstörung der tiefen Schichten vor (Abb. 89). Die Haut erscheint straff und pergamentartig, die Verfärbung kann von schmutzigbraun über gelbgrau bis mahagoni reichen. Es besteht ein vollständiger Sensibilitätsverlust im Bereich der verbrannten Haut. Die Lebensfähigkeit von fraglich nekrotischer Haut kann untersucht werden, indem 2 ml 10%iges Fluorescin intravenös injiziert und das verbrannte Gebiet unter einer Wood-Lampe (ultraviolett) in einem abgedunkelten Raum auf Fluoreszenz untersucht wird. Patienten mit einer Verbrennung III. Grades sollten zur Vornahme der frühzeitigen Exzision der verbrannten Haut und Deckung mit einem Hauttransplantat in ein Krankenhaus eingewiesen werden. Handelt es sich um eine zirkumferente Verbrennung, kann eine Notfallescharatomie erforderlich werden, um damit die Durchblutung distal zu erhalten oder wiederherzustellen. Durch eine verzögerte Operation kann, wenn der Patient in einem guten Allgemeinzustand ist, nichts gewonnen werden.

Bei der Verbrennung IV. Grades sind tiefe funktionelle Strukturen eines Fingers oder der Hand, z. B. Sehnen, mitbetroffen. Oftmals ist eine Amputation ratsam, manchmal aber können nicht zerstörte Anteile von funktionell nicht zu erhaltenden Fingern gerettet werden, um an anderen Stellen der Hand Verwendung zu finden. Ein Beispiel dafür ist der „Turn-over-Flap“ von erhaltener palmarer Haut zur Deckung eines verbrannten Areals am Handrücken.

Während die meisten Verbrennungen durch Flammen verursacht werden, entsteht eine beträchtliche Anzahl durch heiße Substanzen; einige von ihnen (z. B. Teer) bilden eine festhaftende Bedeckung des verbrannten Areals. Interessant ist, daß abgekühlter Teer einen guten Verband darstellt. Daher sollte man darauf bedacht sein, durch Versuche, den Teer zu entfernen, nicht noch mehr Schaden anzurichten. Teer löst sich langsam innerhalb von 1 oder 2 Tagen auf, wenn alle 6–12 h Vaseline oder antibiotikahaltige Vaseline aufgetragen werden.

## Verätzungen

Das entscheidende Kriterium bei der Behandlung von Verätzungen ist die ausreichende Spülung mit Wasser. Die Hand wird unter fließendes kaltes Wasser gehalten. Handelte es sich um Lauge, wird nach der Spülung mit Wasser mit verdünnter Essigsäure gewaschen. Bei Säureverätzungen wird verdünntes Natriumbikarbonat benutzt, Phenol (Karbonsäure) wird durch Äthylalkohol neutralisiert.

Eine besonders schwerwiegende Verätzung wird durch Flußsäure (HF) verursacht. Diese Chemikalie, die oft zum Ätzen von Glas Verwendung findet, verursacht eine Verätzung, die sich typischerweise vorfrißt und ausbreitet und zunehmend schmerzhafte Läsionen setzt, die primär gar nicht bemerkt werden. Ist das Agens als Flußsäure identifiziert, folgt der Kaltwasserspülung die Applikation von Benzalkoniumchlorid und die Injektion von 10%igem Kalziumglukonat über eine feine Kanüle (Größe 20) in die Verletzungsstelle. Primäres oder sekundäres Hautdebridement und insbesondere die Entfernung der Nägel können notwendig werden, damit die Heilung einsetzen kann.

## Verletzung durch elektrischen Strom

Es ist wichtig, zwischen einer Hitzeverletzung, die durch einen elektrischen Blitz oder einen Funken verursacht wurde und einer elektrischen Verletzung, die durch die Passage von elektrischem Strom durch lebendes Gewebe verursacht wird, zu unterscheiden. Generell verursachen Ströme von weniger als 500 V keine wirkliche elektrische Verletzung. Allerdings passiert ein Strom über 500 V Gewebe geringeren Widerstandes (Blutgefäße und Nerven) und verursacht ausgedehnte Gewebeschäden, die vom Ort des Eindringens entfernt sind, so daß immer nach Wunden im Bereich des Stromeintritts und Stromaustritts zu suchen ist. Es können auch „Bogen“-Wunden vorliegen, wenn der Strom von einem Ort des Körpers zu einem anderen überspringt (häufig die Axilla). Patienten mit einer Stromverletzung sollten in die Klinik eingeliefert und dort einer sorgfältigen systemischen Untersuchung (einschließlich EKG) unterzogen werden. Sie müssen sehr genau auf das Vorliegen von Gewebenekrosen untersucht werden. Bei nahezu jeder Stromverletzung bestehen Nekrosen, die frühes Debridement und sekundäre Rekonstruktion erforderlich machen.

## Erfrierung

Die Schwere der Verletzungen durch Kälteexposition hängt sowohl von der Expositionsdauer als auch der Temperatur ab. Folgende Faktoren können die Schwere der Verletzung erhöhen:

- Nässe,
- Tieflagerung,
- Vasospasmus,
- offene Wunden,
- einschnürende Kleidung,
- verkrampfte immobile Körperhaltungen.

Häufig nimmt der Patient die Verletzung zum Entstehungszeitpunkt nicht wahr. Frühe Erfrierungssymptome sind Brennen und Schmerzen verbunden mit Rötung. Dieser Symptomenkomplex ist auch als Frostbeule bekannt, die Beschwerden können während der Wiedererwärmungsperiode mit der Entwicklung eines Ödems und einer zyanotischen Rötung zunehmen. Bei der Erfrierung wird die geschädigte Hand während der Kälteexposition kalt und taub. In der Wiedererwärmungsphase empfindet der Patient Brennen, Parästhesien und heftige Schmerzen in der Hand. Bei allen Erfrierungsgraden treten häufig Blasen auf, sie können klare oder blutige Flüssigkeit enthalten. Nach Verschwinden der Blasen können sich Geschwüre entwickeln. Eine Erfrierung I. Grades ist eine oberflächliche Schädigung mit voller Restitution, gewöhnlich innerhalb von 10–20 Tagen. Die Erfrierung II. Grades bedeutet eine irreversible Schädigung von partiellen Hautschichten, wobei das Ausmaß des bleibenden Schadens von der Tiefe der Schädigung abhängt. Die Erfrierung III. Grades erfaßt alle Hautschichten und erfordert zur Deckung plastische

Maßnahmen. Bei der Erfrierung IV. Grades sind tiefe funktionelle Strukturen wie Sehnen oder Knochen und Gelenke mitbetroffen, so daß häufig die Amputation erforderlich ist.

Die Behandlung geschädigter Glieder besteht im Entfernen der nassen, kalten, einengenden Kleidungsstücke und Vermeidung weiterer Kälteexposition. Dann wird die Extremität in Wasser mit einer Temperatur von 40–42 °C erwärmt. Die verletzte Hand wird entsprechend der in Kap. 3 beschriebenen Verhaltensregeln sorgfältig verbunden und geschient. Die Blasen sollten intakt gelassen und erst nach Ruptur oder Austrocknung und Verhärtung entfernt werden.

Bei schwerer oder ausgedehnter Erfrierung kann das Erwärmen sehr schmerzhaft sein; dann können Analgetika erforderlich werden. Ist der Patient vollständig unterkühlt und besteht eine generelle Vasokonstriktion, kann zusätzlich zu lokalen Erwärmungsmaßnahmen die Kernerwärmung notwendig sein. Eine antithrombotische Therapie kann von Nutzen sein (Heparin, Aspirin, niedermolekulares Dextran). In sehr schwerwiegenden Fällen ist eine temporäre Sympathektomie durch Stellatumblockade zu überlegen. Diese Maßnahmen führen nicht immer zum Erfolg. Die Patienten sollten darauf hingewiesen werden, daß die erfrorenen Finger oder die Hand immer kälteempfindlicher bleiben werden.

## Infektionen

Die meisten Handinfektionen stellen viel eher „chirurgische" als „internistische" Probleme dar; sie erfordern Eröffnung und Drainage sowie häufig ein Debridement. Antibiotika werden immer nur zusätzlich zur chirurgischen Therapie gebraucht. Handinfektionen können eingeteilt werden in solche, die ambulant behandelt werden können, und solche, die die Überweisung in ein Krankenhaus zur chirurgischen Behandlung im Operationssaal, zur systemischen Antibiotikatherapie oder zu beiden benötigen.

Eine sorgfältige Anamneseerhebung ist äußerst wichtig, insbesondere hinsichtlich des Verletzungsmechanismus. Es muß nach früheren systemischen Infektionen gefragt werden, nach Diabetes,

Gicht, Blutgerinnungsstörungen, Alkohol- oder Drogenabusus und Allergien. Die klinische Untersuchung sollte die Inspektion der gesamten Gliedmaße hinsichtlich Lymphangitis und Lymphadenitis beinhalten, sowie die Zeichen für einen septischen Schock oder eine Temperaturerhöhung festhalten. Bei jeder Infektion im Bereich der Hand sollte eine Röntgenuntersuchung routinemäßig vorgenommen werden.

Gewöhnlich ambulant behandelbare Infektionen sind die Paronychie, das Panaritium, infizierte kleine Wunden, kleine Abszesse, phlegmonöse Entzündungen und Herpesbefall.

## Paronychie

Die Paronychie ist eine häufige Infektion des periungualen Gewebes (Abb. 90 a). Der Infekt kann sich in das gesamte eponychiale Gebiet, in den subungualen Raum oder sogar bis in die Fingerkuppe ausdehnen. Der verantwortliche Keim ist gewöhnlich Staphylococcus aureus. Eine Paronychie im Frühstadium, die sich durch eine phlegmonöse Entzündung ohne Eiterbildung manifestiert, kann durch Antibiotika und Bäder behandelt werden. Hat sich allerdings ein Abszeß entwickelt, ist die Inzision unumgänglich.

Die Drainage des Abszesses erfolgt durch Anheben des Nagelrandes (Abb. 90 b) nach geeigneter Anästhesie (Finger- oder Handgelenkblock). Es ist unbedingt darauf zu achten, daß die Anästhesie

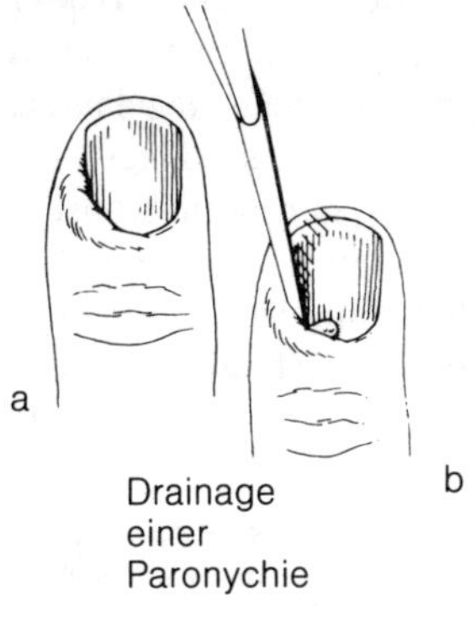


**Abb. 90.** **a** Paronychie, **b** Drainagetechnik

weit genug proximal des infizierten Gewebes gesetzt wird. Ist die Infektion unter den Nagel fortgeschritten, kann die Entfernung des gesamten Nagels oder eines Teils der Nagelplatte notwendig werden. Der Nagel kann leicht entfernt werden, indem eine geschlossene kleine gerade Klemme unter das distale Ende geschoben wird. Sie wird in Richtung Nagelwurzel unter zartem Spreizen vorgeschoben, um so den Nagel von seinem Bett zu lösen. Wenn nur eine Seite des Nagels betroffen ist, muß auch nur ein Teil des Nagels entfernt werden; dies kann in der gleichen Weise mit etwas weniger Spreizung der Klemme geschehen. Dann wird der gelöste Teil des Nagels mit einer kräftigen Schere abgetrennt.

Es ist notwendig, das Nagelbett mit einer Fettgaze zu schützen. Die Wunde sollte mit einem kleinen Gummidrain drainiert (nicht okkludiert) werden, danach erfolgt die Applikation von Zinkoxidsalbe oder eine Bäderbehandlung. Sterile, nichtklebende Gaze, die locker in die Wunde gelegt wird, dient als Docht oder Drain. Antibiotika sollten verordnet werden, wenn zusätzlich eine phlegmonöse Entzündung vorhanden ist. Weil Staphylococcus aureus der am häufigsten vorkommende Keim ist, sollte ein synthetisches Penicillin wie Cloxacillin oder Dicloxacillin Verwendung finden. Im Falle einer Penicillinallergie ist Erythromycin das Mittel der Wahl. Chronische Paronychien kommen häufig bei Personen vor, die im Beruf viel mit/im Wasser arbeiten (Küchenpersonal, Beschäftigte in Konservenfabriken etc.). Entsprechende Kulturen ergeben oft eine zusätzliche Pilzinfektion zu den pyogenen Bakterien. Kommen mechanische Probleme mit eingewachsenen Nägeln dazu, sollten sie durch Anheben des eingewachsenen Nagelanteils oder sogar Entfernen des gesamten oder eines Teils des Nagels (s. oben) korrigiert werden. Lokale Antibiotikagabe oder antimykotische Salben können bei der Behandlung hilfreich sein. Eine empfohlene antimykotische Salbe, die rezeptiert werden kann, ist 3%iges Jodochlorohydroxyquin (Vioform) in Mycolog-Salbe (Nystatin-Neomycin, Sulfagramicidin, Triamzinolone, Azetonid).[4] Sie wird 4mal täglich vor dem Verbinden auf

[4] In der Bundesrepublik Deutschland ist das Präparat Mycolog nicht erhältlich. Ein entsprechendes Präparat ist Ampho-Moronal V Salbe.

das Nagelbett und das periunguale Gewebe aufgetragen. Die Salbe wird so lange verwendet, bis der neue Nagel nachgewachsen ist.

## Panaritium

Es handelt sich dabei um einen tiefen Infekt der Fingerbeere, gewöhnlich wird anamnestisch ein Stich oder eine sonstige offene Verletzung angegeben. Am häufigsten verursacht Staphylococcus aureus diese Erkrankung. Sie äußert sich im typischen Fall durch einen intensiven pulsierenden Schmerz an der Fingerkuppe. Die Fingerbeere ist prall geschwollen und sehr schmerzhaft. Die vertikalen fibrösen Septen, welche das subkutane Fettgewebe unterteilen und die Haut an Ort und Stelle halten, begrenzen den Infekt. Es gibt mehrere chirurgische Vorgehensweisen zur Behandlung des Panaritiums. Der am häufigsten angewandte Zugang ist die einseitige, längliche Inzision nahe der Nagel-Haut-Grenze (Abb. 91). Wenn der Abszeß in der Mitte der Fingerbeere lokalisiert ist, kann er drainiert werden (s. Abb. 87). Es muß sorgfältig darauf geachtet werden, daß eine Inzision niemals eine Beugefalte rechtwinklig überschreitet.

Gram-Färbung, bakterielle Kultur und Antibiogramm sind absolut notwendig. Die Wunde muß mit einem kleinen sterilen Gazedocht oder Gummidrain offengehalten werden. Die Applikation von Zinkoxidsalbe ist sehr nützlich, um die Wunde offenzuhalten und so den Sekretabfluß zu erleichtern. Es wird ein lockerer Verband ange-

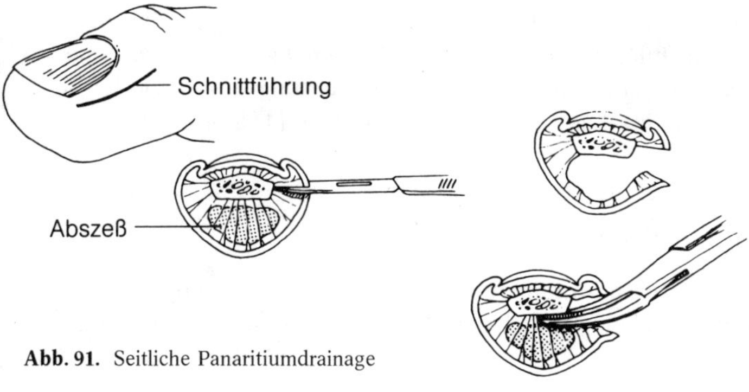


**Abb. 91.** Seitliche Panaritiumdrainage

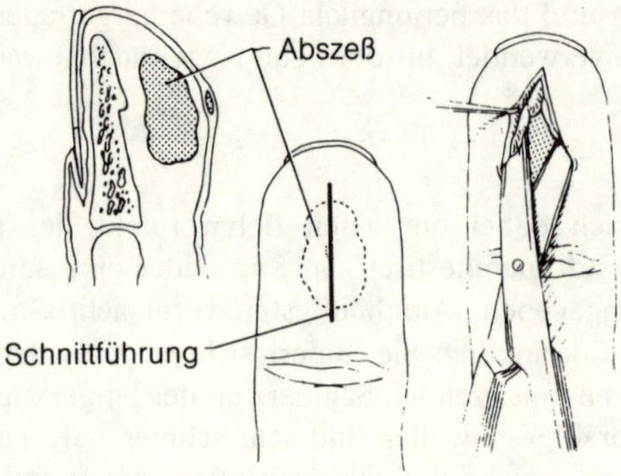


**Abb. 92.** Mittlerer Zugang für die Drainage eines Panaritiums

legt und die Hand hochgelagert bzw. hochgehalten. Der Patient sollte täglich nachuntersucht werden, bis der Infekt beherrscht ist.

Nach der Operation sollte der Patient ein penicillinasefestes Penicillin oder ein Cephalosporin erhalten. Beim nicht penicillinallergischen Patienten werden Cloxacillin oder Dicloxacillin 4mal täglich 250–500 mg verordnet. Wird ein Cephalosporin gewählt, verordnet man Cefalexin (4mal täglich 500 mg), im Falle einer Penicillinallergie Erythromycin (4mal täglich 500 mg).

Gelegentlich kann ein Panaritium zur Osteomyelitis der Endphalanx führen. Besteht hierfür ein Verdacht, wird ein Röntgenbild angefertigt, das sorgfältig auf eine Knochenbeteiligung hin betrachtet werden muß. Im Falle der Knochenbeteiligung wird ein operatives Debridement durchgeführt, mit Entfernung des infizierten Knochens, und eine Langzeitantibiotikatherapie (4–8 Wochen) eingeleitet.

## Abszesse und infizierte Wunden

Ist eine infizierte Wunde durch eine Naht verschlossen, muß sie entfernt werden, um damit einen Abfluß des purulenten Materials zu gewährleisten. Wenn dies nicht ausreicht, muß die Wunde mit einer sterilen Klemme gespreizt werden; falls nicht, wird eine weitere Inzision notwendig. Bei einem Abszeß soll die Inzision an der Stelle der maximalen Schmerzhaftigkeit und Fluktuation angelegt werden, so daß die Höhle weit eröffnet werden kann. Es muß sorgfältig darauf geachtet werden, daß funktionelle Strukturen nicht verletzt werden.

Für jede Art des Spreizens oder der Inzision ist eine adäquate Anästhesie notwendig. Manchmal ist es möglich, eine Leitungsblokkade weit genug proximal vom infizierten Gewebe anzulegen, so daß dies ausreicht. Falls dies nicht möglich ist, wird eine hohe regionale oder Allgemeinanästhesie erforderlich. Manchmal ist wegen einer Lymphadenopathie ein Axillarisblock nicht möglich. Ein intravenöser (Bier-)Block sollte bei einer Infektion nicht angewandt werden.

Immer muß ein Abstrich vorgenommen bzw. Material ins Labor geschickt werden, zur Durchführung von Gram-Färbungen, Anlegen von Kulturen und Antibiogrammen. Es ist außerordentlich wichtig, die infizierte Wunde oder den Abszeß offenzuhalten, so daß eine fortlaufende Drainage mit einem Docht, einem Gummidrain oder mit Zinkoxidsalbe (s. oben) durchgeführt werden kann. Wundverband und antibiotische Therapie erfolgen wie bei der Behandlung von Panaritien.

## Erysipel

Beim Erysipel handelt es sich um eine Streptokokkeninfektion, die sich mit einem Erythem, einer Schwellung und einer lokalen Druckschmerzhaftigkeit äußert. Eine Abszeßbildung liegt nicht vor, so daß eine umschriebene Fluktuation und punktförmige Druckschmerzhaftigkeit nicht vorliegt. Es können jedoch beträchtliche systemische Auswirkungen vorliegen wie Beeinträchtigung des Allgemeinzustandes und hohes Fieber. Häufig besteht eine begleitende Lymphangitis und Lymphadenitis. Penicillin führt zur raschen Besserung. Wenn schwerwiegende systemische Symptome vorhanden sind, sollte eine aggressive intravenöse antibiotische Therapie zusätzlich zu den Allgemeinmaßnahmen durchgeführt werden.

Herpesinfektionen

Herpesinfektionen am Daumen und an den übrigen Fingern können sehr schmerzhaft und lästig sein. Am häufigsten kommen sie bei Personen vor, deren Finger bei der Arbeit oralem Kontakt ausgesetzt sind (in der Zahnmedizin und auf Intensivstationen). Klinisch manifestiert sich die Infektion gewöhnlich durch ein oder mehrere Bläschen von wechselnder Größe; diese sind an der Fingerbeere oder um den Nagel herum angeordnet. Rezidive sind häufig. Die Diagnose wird durch einen Fluoreszenzantikörpertest aus der Bläschenflüssigkeit gestellt. Diese Untersuchungen können in den meisten Gesundheitsämtern und auch in einigen Krankenhauslabors durchgeführt werden.

Bis heute gibt es keine Heilung, die Behandlung erfolgt symptomatisch. Empfohlen wird nach Auftreten der Bläschen innerhalb der ersten 48 h alle 3 h Aciclovirsalbe aufzutragen; zusätzlich sollte Aciclovir oral, 5mal 200 mg pro Tag für 5 Tage, verordnet werden. Die Bläschen werden, damit sie nicht platzen, mit einem weichen Verband verbunden. Antibiotika haben keinen Effekt, es sei denn bei einer bakteriellen Superinfektion. Inzision und Drainage sind kontraindiziert.

## Infekte, die gewöhnlich die Einweisung ins Krankenhaus erfordern

Schwere Handinfektionen sind heute wegen der frühzeitigen adäquaten Behandlung und besonders seit dem Aufkommen und dem weitverbreiteten Gebrauch der Antibiotika seltener. Folgende Infekte erfordern gewöhnlich die Krankenhauseinweisung: bestimmte Panaritien, Beugesehnenscheidenphlegmonen, tiefe Infekte, septische Arthritiden, massive Bakterieninfekte, massive Pilzinfektionen sowie Infekte durch Mykobakterien. Es darf nicht vergessen werden, daß selbst „einfache" Infekte durch weitere Ausdehnung und systemische Infektion zu schwerwiegenden Komplikationen führen können. Dann müssen sie stationär behandelt werden.

## Beugesehnenscheidenphlegmone

Sehnenscheiden gibt es am dorsalen Handgelenk sowie palmar von der Mitte der Hohlhand bis zur distalen Mittelphalanx reichend. Infekte der Beugesehnenscheiden sind häufig. Sie treten auf nach perforierenden Verletzungen, obwohl das Trauma zum Zeitpunkt der Verletzung klein erscheinen kann. Der Patient klagt über einen geschwollenen, schmerzhaften Finger, der bei Bewegung außerordentlich schmerzhaft ist. Folgende 4 für die Beugesehnenscheidenphlegmone pathognomonische Zeichen sind als Kanavel-Zeichen bekannt:

1. Schwellung entlang der Beugesehnenscheide.
2. Druckschmerzhaftigkeit und Rötung entlang des Beugesehnenscheidenverlaufs.
3. Leicht gebeugte Stellung des betroffenen Fingers.
4. Außerordentliche Schmerzhaftigkeit bei passiver Streckung des distalen Interphalangealgelenks (DIP).

Das wichtigste Zeichen mit der größten Aussagekraft ist das zuletzt angeführte. Die anderen 3 Zeichen können auch bei sonstigen Infektionen im Bereich des Fingers, welche sich außerhalb der Beugesehnenscheide abspielen, auftreten.

Die Beugesehnenscheidenphlegmone erfordert die Inzision und Drainage der Sehnenscheide sowohl vom proximalen als auch vom distalen Ende aus. Die Inzision am Finger kann entweder dorsolateral in Höhe des Mittelgliedes oder direkt auf der palmaren Seite angelegt werden. Zwischen den Ringbändern wird in die Sehnenscheide eingegangen, ein kleiner Katheter (Venenkatheter, 5 Charr) wird eingeführt und sorgfältig entweder mit steriler Kochsalzlösung oder Ringer-Laktatlösung gespült. Es können 5000 IE Bacitracin pro 100 ml der Spüllösung zugesetzt werden. Der Katheter wird belassen, um wiederholte Spülungen vorzunehmen. Es wird dann der Spüllösung eine kleine Menge von Lydocain vor jeder Spülung zugesetzt. Die Spülungen werden 4- bis 6mal täglich mit oder ohne Bacitracinzusatz durchgeführt. Eine systemische Antibiotikatherapie wird sofort eingeleitet. Der Eingriff muß in einem Operationssaal unter hoher regionaler oder Allgemeinanästhesie durchgeführt werden, die stationäre Aufnahme ist zur systemischen Antibiotikatherapie notwendig.

Tiefe Infekte

Im Hohlhand- und Thenarraum können Abszesse als Folge perforierender Verletzungen entstehen. Der Hohlhandraum ist der virtuelle Raum zwischen den Beugesehnen und den Mittelhandknochen der 3 ulnaren Finger, der Thenarraum der virtuelle Raum zwischen den Beugesehnen des Zeigefingers und dem M. adductor pollicis. Das Hauptsymptom des tiefen Infekts ist Schmerzhaftigkeit im betroffenen Gebiet. Der Abszeß im Hohlhandraum manifestiert sich klinisch als eine druckschmerzhafte Schwellung in Richtung der ulnaren Seite der Hohlhand, der Thenarraumabszeß als eine schmerzhafte Schwellung in Richtung der Schwimmfalte des Daumens.

Beide Infekte erfordern die Inzision und Drainage unter hoher regionaler oder Allgemeinanästhesie. Der Thenarraum wird drainiert über eine Inzision im Bereich der streckseitigen Daumenschwimmhaut, der Hohlhandraum über eine palmare Inzision zwischen dem 3. und 4. Strahl. Der Eingriff sollte jeweils in Blutsperre, allerdings nicht in Blutleere durchgeführt werden. Es muß sorgfältig darauf geachtet werden, daß keine Verletzungen der Sehnen und der neurovaskulären Bündel auftreten. Zusätzlich ist eine Antibiotikatherapie angezeigt.

Septische Arthritis

Diese Erkrankung tritt entweder infolge einer perforierenden Verletzung oder durch hämatogene Aussaat auf. Die bekannteste Ursache für die direkte Entstehung ist der Menschenbiß, der eher eine Zahnstichverletzung ist. Der Verletzungsmechanismus besteht im Kontakt der geschlossenen Faust mit den Zähnen, woraus eine offene Verletzung resultiert. Wenn die Finger gestreckt werden, ist eine Selbstreinigung der Wunde nicht möglich (Abb. 93 a, b). Unbehandelt kann der Prozeß das Gelenk zerstören und die benachbarten Knochen infizieren (gewöhnlich den Metakarpalknochen). Eine

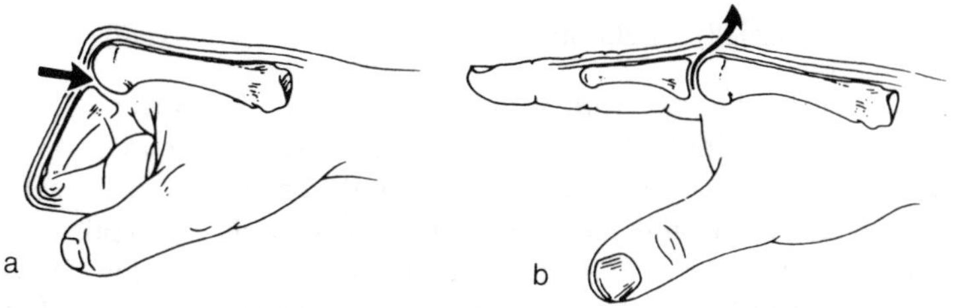


**Abb. 93.** **a** Ein Zahn penetriert das voll gebeugte MCP-Gelenk bei geschlossener Faust. **b** Bei gestrecktem Finger ist der Weg versperrt

Röntgenaufnahme des Gelenks sollte vor Beginn der Therapie immer angefertigt werden.

Die optimale primäre Therapie besteht in der chirurgischen Exploration des Gelenks mit Drainage und Debridement von eitrigem Material und nekrotischem Gewebe. Sie wird im Operationssaal unter hoher regionaler oder Allgemeinanästhesie durchgeführt. Das gewonnene Material muß auf aerobe und anaerobe Keime untersucht werden, eine Gram-Färbung ist erforderlich. Genau wie bei anderen Infekten muß die Wunde offengelassen und mit einem Drain oder mit einem Docht offengehalten werden. Obwohl der penicillinresistente Staphylococcus aureus der häufigste Keim ist, gibt es eine beträchtliche Anzahl anderer Keime, sowohl grampositive als auch gramnegative. Daher wird empfohlen, sowohl ein penicillinaseresistentes Penicillin wie ein Aminoglykosid parenteral zu geben.

Eine häufige Ursache der hämatogen ausgestreuten septischen Arthritis ist Neisseria gonorrhoeae (Gonococcus neisseri). Ein Harnröhrenausfluß tritt dabei gehäuft auf. Das Gelenk sollte punktiert und eine Kultur angelegt sowie eine Gram-Färbung durchgeführt werden, obwohl der Ausstrich oft negativ ist. Selbst wenn die Punktion kein verwertbares Material ergibt, rechtfertigt die Verdachtsdiagnose die Penicillinbehandlung. Eine rasche Linderung der Schmerzen sichert die Diagnose. Wenn der Prozeß nach der Penicillintherapie persistiert, muß intensiv und rasch nach anderen Ursachen geforscht werden.

### Massive bakterielle Infektionen

Bei diesen Infektionen wird sofort deutlich, daß ein schwerwiegendes Problem existiert. Nicht nur die Extremität ist augenscheinlich in Mitleidenschaft gezogen, sondern der Patient macht einen sehr kranken Eindruck, mit Fieber und manchmal auch mit septischen Allgemeinsymptomen. Patienten mit einer massiven Infektion befinden sich oft in einem Zustand der Selbstvernachlässigung. Sie sind oft senil, alkoholabhängig, drogenabhängig oder leiden unter sonstigen zehrenden und schwächenden Krankheiten. Eine massive Infektion kann auch infolge eines schweren Traumas mit Gewebezerstörung auftreten; ein solcher Patient wird in der Regel allerdings schon vorher hospitalisiert sein. Die Ursache dieser massiven Infektionen sind häufig Clostridien, es können jedoch verschiedene Streptokokken und Staphylokokken genauso wie gramnegative Organismen ursächlich beteiligt sein. Die Notwendigkeit von allgemeinen Maßnahmen, bakteriologischer Untersuchung und sofortiger stationärer Aufnahme ist evident. Diese Infektionen sind oft lebensbedrohend, ebenso ist die Extremität gefährdet.

### Massive Pilzinfektionen

Diese Infektionen sind weniger schmerzhaft und führen in geringerem Maße zu Allgemeinerscheinungen wie die Bakterieninfektionen. Allerdings können Pilzinfektionen zu großen, roten, ulzerierten und sekundär bakteriell kontaminierten Wunden führen, welche die stationäre Aufnahme zur Durchführung der Diagnostik und der chirurgischen Maßnahmen erforderlich machen. Die häufigste Ursache ist die Sporotrichose.

### Mykobakterielle Infekte

Zwar ist die Tuberkulose heute in den Vereinigten Staaten und Europa selten, Weichteilinfekte, die durch nichttuberkulöse Mykobakterien verursacht werden hingegen nicht. Diese Organismen kommen im Boden und Wasser vor und verursachen nichteitrige

Infektionen, die sich ganz langsam entwickeln. Ein geschwollener Finger entsteht gewöhnlich über einen Zeitraum von 6 Wochen nach einer während Erdarbeiten (z. B. im Garten) oder im Wasser (z. B. im Boot) erlittenen Stichverletzung. Die Infektion manifestiert sich gewöhnlich ohne systemische Auswirkung als Synovitis einer Beugesehnenscheide oder eines Gelenks. Die Diagnose kann nur gestellt werden durch geeignete Kulturen des exzidierten Synovialgewebes oder durch histologischen Nachweis von vielkernigen Riesenzellen. Postoperativ ist eine antituberkulöse Langzeittherapie (Isoniazid, Ethambutol und Rifampicin) gewöhnlich notwendig.

## Beugesehnenverletzungen

Es gibt 12 extrinsische Beugesehnen an der Hand und am Handgelenk, 3 davon inserieren am Handgelenk. Ihre Funktion ist synergistisch zu den Fingerbeugern. Es existieren 9 Fingerbeuger, je einer für jedes Interphalangealgelenk. In der Mitte der Hohlhand tritt jede dieser Sehnen in einen osteofibrösen Kanal ein, der durch Synovia ausgekleidet ist. Beide Sehnen für jeden Langfinger treten zusammen in ihre Scheide ein, im Verlauf der Sehnenscheide spaltet sich der Flexor digitorum superficialis (FDS) auf und kommt unter dem Flexor digitorum profundus (FDP) zu liegen. Der Daumenbeuger, der Flexor pollicis longus (FPL), hat ebenfalls eine Sehnenscheide. Das Bewegungsausmaß der Sehnen in den Sehnenscheiden ist groß (bis zu 5 cm) und eine Ruptur oder Durchtrennung einer solchen Sehne stellt für den Chirurgen eine schwierige Herausforderung dar, besonders wenn er die Funktion vollständig oder nahezu vollständig wiederherstellen will.

Verletzungen der Handgelenkbeugesehnen beruhen meistens auf einer Durchtrennung. Gewöhnlich gibt es Begleitverletzungen anderer Strukturen, die über das Handgelenk ziehen. Eine Verletzung des N. medianus und/oder N. ulnaris bringt ebenso wie eine Verletzung von einer oder beiden Hauptarterien sowohl akute Probleme hinsichtlich der Wiederherstellung der Durchblutung, als auch Langzeitprobleme hinsichtlich des Verlustes der Funktion der

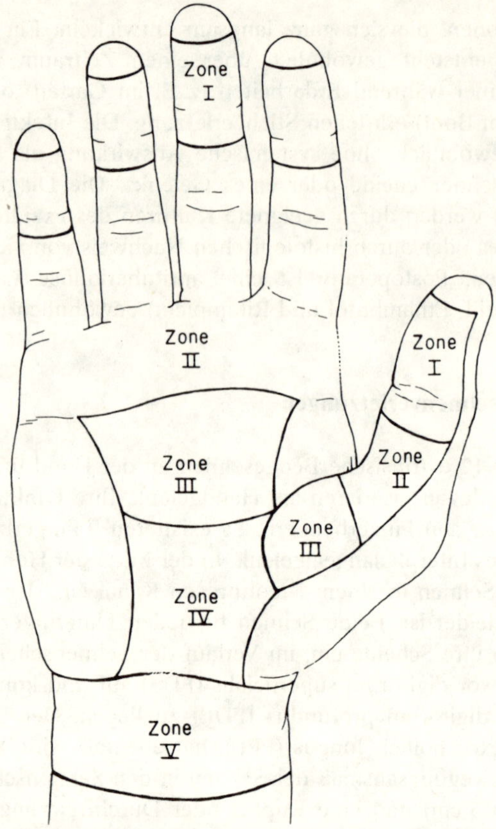


**Abb. 94.**
Zoneneinteilung der Beugesehnen

beiden Hauptnerven im Hinblick auf Sensibilität und Innervation der Intrinsic-Muskulatur mit sich.

Nicht oder schlecht behandelte Fingerbeugesehnenverletzungen führen gewöhnlich zu ernsthaften Behinderungen, obgleich eine isolierte FDS-Durchtrennung relativ gut toleriert werden kann. Selbst bei sehr guter Behandlung kann eine beträchtliche Bewegungseinschränkung zurückbleiben. Viele Chirurgen klassifizieren die Beugesehnenscheidenverletzung hinsichtlich ihrer Lokalisation in Zonen, die anatomischen Gebieten der Hand entsprechen. Jeder Arzt, der

Patienten mit Beugesehnenverletzungen behandelt, sollte sich der Bedeutung dieser Zonen bewußt sein (Abb. 94).

Das Ziel eines jeden Notfallarztes ist es, diese Verletzungen genau und vollständig zu diagnostizieren. Jede Beugesehnenverletzung sollte in einem Operationssaal unter Regional- oder Allgemeinanästhesie behandelt werden. Offene Beugesehnenverletzungen in allen Zonen sind häufig mit Verletzungen der eng benachbart verlaufenden Nerven vergesellschaftet.

Es gibt unter den Handchirurgen keine generelle Übereinstimmung über den Zeitpunkt der Sehnennaht in den Zonen I und II. Einige plädieren für die Operation sobald als möglich nach der Verletzung, d. h. innerhalb einiger Stunden. Andere haben festgestellt, daß die Anlage einer Naht innerhalb von 1–3 Wochen nach der Verletzung das Endresultat nicht negativ beeinflußt. Diese Meinungsunterschiede ändern jedoch nichts an der primären Behandlung, die in der genauen Diagnosestellung und der sorgfältigen Wundspülung, der Naht, dem sterilen Verband und dem Einleiten einer antibiotischen Therapie besteht.[5]

In den Zonen III, IV und V machen die gewöhnlich gleichzeitig vorliegenden Verletzungen benachbarter Strukturen die sofortige Versorgung notwendig. Die Wunden sollten gespült, locker verschlossen, die Hand geschient und Antibiotika gegeben werden. Es ist außerordentlich wichtig, den Verletzungsmechanismus genau zu erfragen, um dadurch sowohl die wahrscheinliche Höhe der Sehnendurchtrennung, als auch das Risiko der Kontamination festzulegen.

## Verletzungen in Zone I

In diesem Gebiet ist die FDP-Sehne zwischen der geteilten FDS-Sehne hervorgetreten und zu ihrer Insertion an der Endphalanx gelangt. Die meisten Verletzungen sind scharfe Durchtrennungen; ebenfalls können traumatische Ausrisse aus dem Ansatz durch

[5] Die Indikation zur antibiotischen Prophylaxe ist bei Beugesehnenverletzungen routinemäßig nicht gegeben.

plötzliche forcierte Extension eines gebeugten Fingers auftreten (beispielsweise wenn ein Fußballspieler nach dem Trikot eines Gegenspielers greift und dieser es kräftig wegzieht). Nahe der Insertion findet sich eine relativ dicke mesenterische Struktur, Vinculum genannt, welche die Retraktion der Sehne nach der Ruptur oder Durchtrennung verhindern kann.

Wenn sich die Sehne nach der Ruptur oder scharfen Durchtrennung bis in den proximalen Fingerbereich oder in die Hohlhand zurückgezogen hat, ist es dem Patienten nicht möglich, das Endglied aktiv zu beugen. Die Diagnose kann einfach gestellt werden durch die Aufforderung der aktiven Beugung des Endgliedes und der Beobachtung, ob diese Bewegung durchführbar ist oder nicht. Wird die Sehne noch durch das Vinculum gehalten, ist eine gewisse aktive Beugung noch möglich. Die einzige Möglichkeit, in dieser Situation eine eventuelle Sehnenverletzung nicht zu übersehen, ist eine Inspektion der Wunde in entsprechender Anästhesie und Blutleere. Die Versorgung nach einer Ruptur ist dringlicher als im Falle einer scharfen Durchtrennung, weil sich in einem solchen Fall die muskulotendinöse Einheit schneller kontrahiert.

### Verletzungen in Zone II

Nahezu alle Sehnenverletzungen in diesem Gebiet sind scharfe Durchtrennungen. Aufgrund der Schwierigkeit der chirurgischen Versorgung in diesem Teil der Hand ist diese Zone als „Niemandsland" bekannt. Es ist das Gebiet, wo die beiden Beugesehnen in den osteofibrösen Kanal in Höhe der Hohlhand eintreten. In der Sehnenscheide wechseln die Sehnen ihre Lage zueinander. Bei allen Patienten mit Verletzungen in Zone II muß eine sehr sorgfältige klinische Untersuchung durchgeführt werden, um die Funktion jeder der beiden Sehnen zu überprüfen. Der Patient wird aufgefordert, das distale Interphalangealgelenk zu beugen, damit die Funktion der FDP überprüft werden kann. Dann soll bei Fixierung der benachbarten Finger in Streckstellung das PIP-Gelenk gebeugt werden, um die FDS-Funktion zu kontrollieren. Man muß sich vergegenwärtigen, daß der Aspekt einer intakten Sehne durch die eröffnete Sehnenscheide nicht bedeutet, daß die Sehne nicht verletzt ist. Die Sehne kann sich zum Zeitpunkt der Verletzung in einer anderen Position befunden haben, so daß sich der verletzte Bezirk der Sehne zum Zeitpunkt der Untersuchung proximal oder distal, und damit außerhalb des Blickfeldes, befindet. Zusätzlich muß eine sorgfältige Untersuchung der Nervenfunktion im Bereich der Finger vorgenommen werden, da die Nerven häufig ebenfalls durchtrennt sind.

### Verletzungen in Zone III

In diesem Gebiet befinden sich die Sehnen zum größten Teil außerhalb der Sehnenscheiden. Sie liegen aber in enger Nachbarschaft zum oberflächlichen Hohlhandbogen; in diesem Bezirk teilt sich der N. medianus in seine sensorischen Endäste, außerdem zweigt der motorische Nerv für die Thenarmuskeln ab. Obgleich in diesem Gebiet häufig zusätzlich ausgedehnte Verletzungen von Nerven und Gefäßen vorliegen, können isolierte Sehnenverletzungen dennoch vorkommen.

### Verletzungen in Zone IV

Es handelt sich um das Gebiet des Karpaltunnels. Aufgrund des dikken volaren karpalen Bandes sind traumatische Verletzungen der Sehnen in diesem Gebiet sehr selten. Verletzungen hier können zahlreiche Sehnen sowie den N. medianus betreffen. Penetrierende Verletzungen durch einen scharfen Gegenstand können aber nur eine oder zwei Sehnen betreffen, während andere Strukturen, die unmittelbar in der Nachbarschaft liegen, intakt sind. Die Wundrevision in diesem Gebiet ist im ambulanten Operationssaal meist nicht möglich, die Diagnose muß durch Prüfen der aktiven Sehnenfunktion gestellt werden.

### Verletzungen in Zone V

Verletzungen in dieser Höhe kommen oftmals vor und können durch einen Unfall oder häufig durch Selbstverursachung mit Messer und Glas auftreten. Verletzungen von Nerven und Gefäßen sind in den meisten Fällen mit beträchtlichen Beugesehnenverletzungen assoziiert. Die chirurgische Behandlung dieser Verletzungen kann nicht aufgeschoben, sondern muß sofort durchgeführt werden. Die Ergebnisse von Sehnennähten in dieser Höhe sind gewöhnlich gut, aber die Nervenverletzungen führen häufig zu langanhaltenden Problemen.

### Verletzungen im Bereich des Daumens

Die Zoneneinteilung am Daumen ist der an den anderen Fingern ähnlich, allerdings gibt es natürlich nur eine Beugesehne, wodurch oftmals die Versorgung etwas einfacher wird. Jedoch liegt am Daumen die Zone III unter den Thenarmuskeln, so daß sich die Darstellung viel schwieriger gestaltet als in der Zone III der Langfinger. Es ist oft notwendig, die Sehne des M. flexor pollicis longus am Handgelenk aufzufinden und durch die Sehnenscheide wieder hindurchzufädeln.

### Sehnenteildurchtrennungen

Auf jeder Höhe kann eine Sehne nur teilweise durchtrennt sein. Ob eine derartige Verletzung versorgt werden muß oder belassen werden kann, wird diskutiert. Die Diagnose kann schwierig sein. Stärkere Schmerzen bei aktiver Bewegung, können ein Hinweis sein. Es ist wichtig, daß die Verletzung erkannt und der Patient darauf hingewiesen wird, daß eine Teildurchtrennung zu einer verzögerten Ruptur oder einer schmerzhaften und einengenden, nichteitrigen Tenosynovitis mit oder ohne Triggerphänomen führen kann, wenn die Sehne nicht über mehrere Wochen durch eine adäquate Schienung geschützt wird. Bestehen Unklarheiten bezüglich der Diagnose, muß die Sehne von einem in der Handchirurgie erfahrenen Arzt im Operationssaal unter hoher regionaler oder Allgemeinanästhesie exploriert werden. Viele Chirurgen empfehlen eine horizontale Matratzennaht mit 4/0-Nylonfäden zwischen den Sehnenenden, um die Lücke zu schließen. Wenn eine partielle Durchtrennung mehr als $\frac{1}{3}$ des Sehnenquerschnittes ausmacht, oder wenn eine diagnostische Unsicherheit hinsichtlich einer Beugesehnenverletzung besteht, muß eine Revision mit eventueller Versorgung durchgeführt werden.

## Beugesehnennaht

Der Chirurg, der Beugesehnen versorgt, wird mit einigen Problemen konfrontiert; er sollte ausgebildeter Handchirurg sein. Wenn der erstversorgende Arzt keine handchirurgische Erfahrung hat, muß der Patient an ein entsprechendes Zentrum überwiesen werden. Das Auffinden der retrahierten Sehnenstümpfe kann in den Zonen I und II technisch schwierig sein. Im Bereich der Zone II erfordert die Entscheidung, ob beide Sehnen, die des FDP und des FDS, oder nur die des FDP genäht werden sollen, beträchtliche Erfahrung. In Höhe des Handgelenks oder im Karpaltunnel kann die Identifizierung der Sehnenstümpfe außerordentlich schwierig sein, wenn 6 oder 8 Sehnen durchtrennt sind. Die Darstellung kann ausgesprochen schwierig sein, besonders in Zone II und bei der Sehne des FPL in Zone III.

## Ergebnisse

Gute Ergebnisse zeigen die Sehnennähte in den Zonen I, III, IV und V, wohingegen die funktionellen Resultate in Zone II weniger sicher sind. Der Patient muß darüber informiert werden, daß sich nach der Operation eine krankengymnastische Übungsbehandlung anschließt, die Heilung Geduld und Ausdauer erfordert und die intensive eigene Mitarbeit unbedingt notwendig ist. Postoperativ ist die Aufmerksamkeit darauf zu richten, daß die Sehnennaht geschützt ist, während die Nahtstelle hin und her bewegt werden muß, um irreversible Verwachsungen zu vermeiden. Es ist nicht ungewöhnlich, daß Patienten nach Beugesehnennaht evtl. eine zweite Operation zur Lösung von Verwachsungen brauchen, wenn trotz adäquater krankengymnastischer Nachbehandlung ein befriedigendes Bewegungsausmaß nicht erzielt werden kann.

## Nervenverletzungen

Dieser Abschnitt befaßt sich mit offenen und geschlossenen Nervenverletzungen, bei denen Nerven teilweise oder ganz durchtrennt sind. Nervenkompressionssyndrome werden in Kap. 7 behandelt. Nervenverletzungen an der oberen Extremität treten häufig auf. Ebenso wie bei den Beugesehnenverletzungen, besteht die Hauptaufgabe der Erstversorgung in der Diagnosestellung und sorgfältigen Wundbehandlung, um die Voraussetzungen für eine frühzeitige chirurgische Behandlung durch einen in der Nervennahttechnik versierten Handchirurgen in einem Operationssaal unter Regional- oder Allgemeinanästhesie zu schaffen.

Da die Diagnose einer peripheren Nervenverletzung das Vertrauen und die Aufmerksamkeit des Patienten voraussetzt, sollte die Untersuchung vor Setzen der Anästhesie und vor einer direkten Exploration der Wunde durchgeführt werden. Da die Mitarbeit des Patienten für eine exakte Untersuchung der Nervenfunktion sehr wichtig ist, sollten alle Umstände mit einbezogen werden, welche die Mitarbeit herabsetzen oder schwierig gestalten können (z. B. beim jüngeren Kind, Sprachbarriere bei Ausländern etc.). Es sollte allerdings jede Anstrengung unternommen werden, um die Funktion der Nerven zu überprüfen, die möglicherweise verletzt sind.

Vielleicht das wichtigste, was der Untersucher für den Patienten vermag, ist die Kenntnis des Verlaufs der wichtigen Nerven an der oberen Extremität und die Kenntnis ihrer Funktion. Sodann muß der Untersucher eine genaue Anamnese über den Verletzungsmechanismus erheben und sich der Bedeutung der Vorgeschichte bewußt sein. Beispielsweise ist bei Messerschnittwunden jede Struktur entlang des Schnittes durchtrennt, während bei Glasstichverletzungen Strukturen, die näher an der Oberfläche liegen, intakt sein können, während tiefere durchtrennt sind. Der Untersucher muß darüber hinaus wissen, daß es bei Quetschungen und Schußverletzungen zum Ausfall der Nervenfunktion kommen kann, die Nerven selber aber intakt sind und sich mit der Zeit häufig erholen. Jedoch ist die Unterscheidung zwischen durchtrennten und gequetschten Nerven, die sich ohne Therapie erholen, oft unmöglich. In diesen

Fällen ist eine Beobachtungsperiode über mehrere Tage gerechtfertigt, bevor man eine chirurgische Exploration vornimmt. Ein Nerv kann durch Knochenfragmente bei einer Fraktur ebenso schwer geschädigt oder sogar komplett durchtrennt sein.

Ist eine Verletzung so lokalisiert, daß eine Nervenverletzung möglich erscheint, wird das von dem betreffenden Nerven versorgte Gebiet untersucht. Es wird auf das Vorhandensein (Nerv intakt) oder das Nichtvorhandensein von Schweiß (Nerv geschädigt) geachtet. Wurde die Hand gebadet, sind die durch Mazeration bedingten Falten, die in einer unverletzten Hand auftreten, im Versorgungsgebiet des geschädigten Nervs nicht vorhanden.

Bezüglich der Sensibilität werden Vergleichsuntersuchungen im in Frage kommenden Gebiet und in einem unverletzten Areal vorgenommen. Verschiedene Objekte können für diese Untersuchung benutzt werden. Vielleicht ist eine gebogene Büroklammer mit einem Abstand der Enden von 5–6 mm am geeignetsten (s. S. 100, Abb. 68): Ein gesunder Bereich wird leicht mit beiden Enden berührt, um dem Patienten dadurch das Gefühl einer normalen Sensibilität zu vermitteln. Dann wird das zu untersuchende Areal in gleicher Weise berührt. Empfindet der Patient die Berührung von 2 getrennten Punkten, kann von einem intakten Nerv ausgegangen werden. Für die Sensibilitätsprüfung bei Kindern und ängstlichen Erwachsenen kann eine leichte Berührung mit einem Baumwolläppchen besser sein.

Da es bis zu einem gewissen Grad eine sensorische Überlappung durch benachbarte Nerven gibt (z. B. von einem Fingernerv zu dem der anderen Hälfte des Fingers), ist es manchmal sehr schwierig, zu entscheiden, ob der Nerv verletzt ist oder nicht. In einem solchen Fall ist es am besten, dem Patienten mitzuteilen, daß der Nerv möglicherweise geschädigt ist und eine Kontrolluntersuchung unbedingt erforderlich wird.

Bei gemischten motorischen und sensorischen Nerven kann die funktionelle Untersuchung ebenfalls herangezogen werden. Auch in solchen Fällen kann es aufgrund von Schmerzen, Angst oder anderen Faktoren (s. oben) schwierig sein, die Mitarbeit des Patienten zu erreichen. Die Hauptnerven an der oberen Extremität sind die 3 gemischten Nerven N. radialis, N. medianus und N. ulnaris. Die wichtigen sensorischen Nerven sind die 10 volaren Fingernerven, welche Endäste des N. medianus und des N. ulnaris darstellen, sowie die dorsalen Endäste des N. radialis und des N. ulnaris. Die Untersuchung dieser Nerven ist im Detail in Teil I dieses Buches dargestellt (s. S. 23 ff.).

Wenn die Diagnose einer möglichen Nervenverletzung gestellt wurde, besteht der erste Schritt in der primären Wundversorgung in entsprechender Lokalanästhesie. Am besten wird die Wunde gespült, die Wundränder debridiert und dann locker mit Nähten adaptiert, selbst wenn die Wunde in einigen Tagen wieder geöffnet werden muß. Diese Art von Primärbehandlung minimiert das Infektionsrisiko, verhütet die Retraktion der Wundränder und bietet eine gute Basis für die weitere Behandlung. Notwendig sind ein entsprechender Verband und eine Ruhigstellung, um das verletzte Gebiet zu schützen, bis die definitive Behandlung erfolgen kann.

Die primäre oder frühe sekundäre Nervennaht ist die Behandlung der Wahl für scharfe, saubere Nervendurchtrennungen. Die meisten Chirurgen bevorzugen heute den Gebrauch einer Lupenbrille oder eines Operationsmikroskops, um die Nervenstümpfe so korrekt wie möglich adaptieren zu können. Die Nervennaht sollte ohne unangemessene Verzögerung (innerhalb von 1 oder 2 Wochen) durchgeführt werden, die sofortige Versorgung ist nicht notwendig, es sei denn es sind zusätzliche andere Strukturen verletzt, welche die dringliche Behandlung erforderlich machen. Eine längere Verzögerung der Naht kann zur Retraktion der Nervenstümpfe führen, so daß eine Nerventransplantation erforderlich werden kann, ein wesentlich komplizierteres Verfahren mit generell weniger günstigen Ergebnissen als bei der primären Naht.

Der Patient wird über die notwendige Immobilisierung der verletzten Extremität für ungefähr 3 Wochen postoperativ unterrichtet. Die Nervenregeneration nach einer Naht ist niemals vollständig, jedoch kann oft eine Schutzsensibilität und eine motorische Reinnervation bis zu einem gewissen Grade, besonders bei distal gelegenen Verletzungen und bei Kindern, erzielt werden.

## Knochen- und Gelenkverletzungen

### Anamnese

Genau wie bei den anderen aufgeführten Problemen in diesem Kapitel, besteht der wichtigste Punkt der Primärversorgung in der exakten Diagnosestellung. Dies ist die Basis für die geeignete Behandlung, welche zur schnellen und optimalen Heilung führt. Oft kann der Verdacht auf eine Fraktur oder Verrenkung schon aus der Anamnese erhoben werden. Der Untersucher sollte sowohl nach direkten als auch indirekten Krafteinwirkungen fragen und die Größe dieser Kräfte im Verhältnis zur Größe und dem Allgemeinzustand des Patienten abschätzen.

### Untersuchung

Eine abnorme Schwellung, insbesondere wenn sie mit einem Hämatom und äußerster Schmerzhaftigkeit vergesellschaftet ist, weist auf eine Fraktur hin. Ein anderes wichtiges Zeichen stellt die Unfähigkeit dar, das der fraglichen Fraktur benachbarte Gelenk in vollem Ausmaß bewegen zu können. Bei der lokalen Untersuchung kann man die Instabilität eines Knochens oder eines Gelenks sehen oder fühlen oder bei der zarten Palpation eine Krepitation feststellen. Eine gute Beschreibung häufiger Frakturen und Verrenkungen findet sich in Teil I, Kap. 4.

### Röntgenaufnahmen

Es müssen immer geeignete Einstellungen angefordert werden; außerdem muß der behandelnde Arzt die Bilder selbst befunden und darf sich nicht auf mündliche oder schriftliche Befundberichte der Radiologen verlassen. Niemand kann ein Röntgenbild mit ausreichender Genauigkeit beschreiben, so daß daraus ein anderer Arzt in der Lage ist, die Art der Therapie, etwa geschlossene Reposition oder Operation, festzulegen. In Zweifelsfällen kann eine Vergleichsaufnahme des kontralateralen Fingers oder der kontralateralen Hand hilfreich sein.

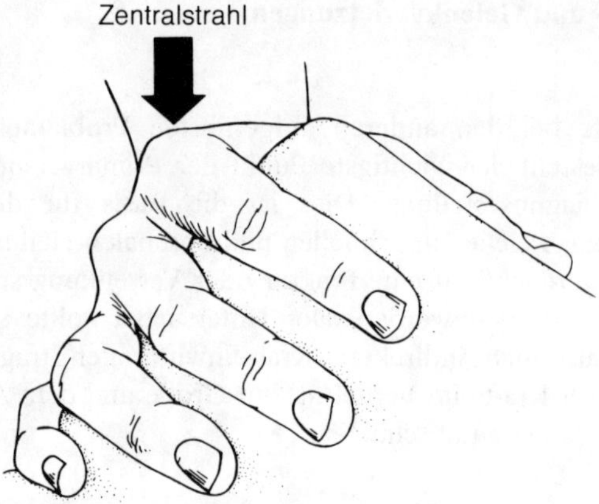


**Abb. 95.** Technik für isolierte seitliche Einstellungen des 2. bis 5. Fingers

Es muß immer der gesamte frakturverdächtige Knochen einschließlich der Gelenke an beiden Enden geröntgt werden, sowohl in der a.-p.- als auch in der seitlichen Projektion. Eventuell sind zusätzliche Einstellungen notwendig, um das Ausmaß der Rotations- und Winkelfehlstellung adäquat abschätzen zu können. Werden Röntgenaufnahmen der Finger angefordert, ist sicherzustellen, daß isolierte Seitaufnahmen von den einzelnen Fingern angefertigt werden. Oft erhält man eine Seitaufnahme aller Langfinger, die sich übereinander projizieren und unmöglich genau beurteilt werden können. Solche Aufnahmen dürfen nicht akzeptiert werden. Es ist möglich, alle 4 Langfinger in der seitlichen Einstellung zu röntgen, wenn man eine Schaumgummi-„Leiter" benutzt, die in den meisten Röntgenabteilungen vorhanden ist (Abb. 95). Natürlich ist es unmöglich, isolierte Projektionen der Metakarpalknochen zu bekommen, aber aussagekräftig sind doch eine um 30° pronierte seitliche Aufnahme für die Metacarpalia II und III und eine um 30° supinierte seitliche Aufnahme für die Metacarpalia IV und V. Der anfordernde Arzt sollte daher so lange anwesend sein, bis er die Einstellungen bekommt, auf denen die Fraktur so gut zu sehen ist, daß die Dislokationen ausreichend abzuschätzen sind.

Eine andere sehr wichtige Technik sind die gehaltenen Aufnahmen. Diese setzen eine große klinische Erfahrung voraus und müssen so durchgeführt werden, daß die ursprüngliche Verletzung nicht noch verschlimmert wird. Bei bestimmten Bandverletzungen sieht das Nativbild völlig normal aus, die gehaltene Aufnahme zeigt jedoch eine komplette Ruptur. Diese Technik wird häufig beim „Skidaumen“ angewandt, ist jedoch auch bei allen anderen Bändern durchführbar. Beim Halten sollen Bleihandschuhe getragen werden. Wenn die Verletzung sehr schmerzhaft ist, kann eine entsprechende Anästhesie (Infiltrations- oder Leitungsanästhesie) notwendig sein. Erfahrene Kliniker wenden ohne Röntgenaufnahmen den Streßtest an.

## Prinzipien der Reposition

Das Grundprinzip der Reposition besteht darin, die Deformität zu vergrößern und dann die Fragmente sachte in die anatomische Stellung zu bringen. Dies geschieht nach Setzen einer Anästhesie entsprechend des Ortes der Fraktur oder der Verrenkung. Gelingt die Reposition nicht problemlos, bedeutet dies wahrscheinlich, daß eine Weichteilinterposition vorliegt; weitere Versuche sollten der offenen Reposition überlassen werden. Eine Reposition ist dann ausreichend und befriedigend, wenn die Fraktur oder das reponierte Gelenk für eine sachte durchgeführte passive Bewegung in vollem Ausschlag stabil ist. Ist dies nicht der Fall, und kann die Reposition nur mit übermäßigem äußeren Druck gehalten werden, besteht die Notwendigkeit einer offenen oder geschlossenen Reposition mit interner Fixation.

## Handgelenkverletzungen

Das Handgelenk stellt für viele Ärzte, die nicht routinemäßig Verletzungen in diesem Gebiet behandeln, eine Region dar, die hinsichtlich der Diagnostik besondere Schwierigkeiten aufweist. Das Kahnbein ist der am häufigsten frakturierte Knochen der Handwurzel; bei Frakturverdacht in diesem Bereich sollten 3 oder 4 Röntgenauf-

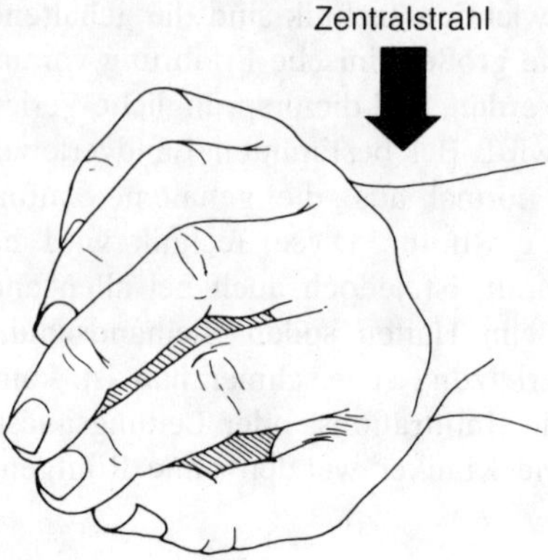


**Abb. 96.** Schrägaufnahme des Handgelenks für das Kahnbein

nahmen einschließlich einer Schrägaufnahme (Abb. 96) angefertigt werden. Vergleichsaufnahmen mit der unverletzten Gegenseite können sehr hilfreich sein. Wenn der klinische Eindruck eine schwerwiegende Verletzung trotz eines „negativen" Röntgenbildes nahelegt, ist es sinnvoll, das Handgelenk in neutraler Stellung und den Daumen in palmarer Abduktion zu schienen. Die Hand sollte hochgehalten bzw. hochgelagert und Kontrollaufnahmen mit evtl. notwendigen Schichtaufnahmen in adäquaten zeitlichen Abständen durchgeführt werden.

Eine seltene, ernsthafte und gewöhnlich übersehene Verletzung im Bereich des Handgelenks ist die Lunatumluxation. Es gibt 2 Typen:

- die volare Verrenkung des Mondbeins und
- die perilunäre Luxation mit oder ohne Begleitfraktur des Kahnbeins.

Um diese Luxationen zu diagnostizieren, ist eine exakte seitliche Einstellung des Handgelenks notwendig. Das Mondbein artikuliert proximal mit dem Radius und distal mit dem Kapitatum. Im Falle der Lunatumluxation liegt das Mondbein palmar zu seiner normalen

Artikulation mit dem Radius, und – obwohl noch Kontakt zum Kapitatum besteht – ist die Ausrichtung mit diesem nicht in einer geraden Linie. Bei einer perilunären Luxation ist die lunoradiale Artikulation normal, die benachbarten Karpalknochen sind jedoch nach palmar oder dorsal des distalen Lunatums disloziert. Beide Arten der Lunatumluxation treten nach schwerer Gewalteinwirkung auf, beide erfordern sie die Reposition unter hoher regionaler oder Allgemeinanästhesie. Es ist nicht immer notwendig, eine offene Reposition durchzuführen, obwohl dies gefordert wird. Durch zerrissene Bänder kann eine interkarpale Instabilität resultieren, so daß eine Operation mit Bandnaht erforderlich wird.

Eine weitere Verletzung im Bereich des Handgelenks, deren Diagnose schwierig ist und die erhebliche Probleme bereiten kann, ist die skapholunäre Dissoziation. Diese Verletzung resultiert aus einer mäßigen bis schweren Hyperextension des Handgelenks. Auf einer normalen seitlichen Handgelenkaufnahme in Neutralstellung schneidet eine Linie durch das Mondbein von der Mitte der konkaven zur Mitte der konvexen Oberfläche eine Linie durch die Längsachse des Kahnbeins in einem Winkel von ungefähr 45–50°. Ein größerer Winkel (65°) ist ein Hinweis für eine Ruptur des skapholunären Ligaments. Auf der a.-p.-Aufnahme mit obenliegender Handfläche (besonders mit Faustschluß) beträgt der Abstand zwischen dem Kahnbein und dem Mondbein über 4–5 mm, das Skaphoid erscheint verkürzt und weist eine Doppelkontur an seinem distalen Ende auf (das Ringzeichen). Wenn die skapholunäre Dissoziation nicht erkannt wird, kann ein schmerzhaftes Handgelenk mit Bewegungseinschränkung zurückbleiben. Die frühzeitige Behandlung besteht in der Reposition und der Fixation mit einem oder mehreren Kirschner-Drähten. Eine spätere Versorgung kann nur eine distale Kahnbeinfusion oder ligamentäre Rekonstruktion beinhalten. Keines dieser Verfahren ist jedoch letztlich befriedigend.

Die Kienböck-Erkrankung ist eine avaskuläre Nekrose des Mondbeins, die als Folge eines Traumas, aber auch ohne bekannte Ursache auftreten kann. Der Patient klagt über Handgelenkschmerzen, die a.-p.-Aufnahme zeigt die durch die Sklerosierung dichtere Struktur des Lunatums. Es gibt folgende Behandlungsmöglichkeiten: Verfahren mit Längenausgleich des Radius oder der Ulna, vaskulär gestielte Knochentransplantation in das erkrankte Lunatum oder interkarpale Fusion (STT, Skaphokapitatum) mit oder ohne Lunatumresektionsarthroplastik.

### Frakturen der Mittelhandknochen sowie der proximalen und der Mittelphalangen

Viele dieser Frakturen erfordern keine offene Reposition, in manchen Fällen sogar überhaupt keine Reposition. Eine nicht verschobene Fraktur kann geschient und die Hand danach hochgelagert werden; der Bewegungsbeginn unter Überwachung sollte nach einer relativ kurzen Zeit (10–14 Tagen) beginnen. Diese Frakturen können mit einem volaren Finger-Hand-Unterarm-Gips in der Intrinsic-plus-Stellung (s. Kap. 3 und 8) ruhiggestellt werden. Frühzeitige Bewegung bedeutet nicht uneingeschränkten Gebrauch, sondern Entfernen der Schiene für eine bestimmte Zeit (4- bis 6mal pro Tag), um vorsichtige aktive Bewegungen frei und im lauwarmen Wasser durchzuführen (s. Kap. 8). Nach etwa 10 Tagen können stabile Phalangenfrakturen für weitere 2–3 Wochen in einer Fingerschiene (s. Kap. 3) ruhiggestellt oder an einen Nachbarfinger fixiert werden (Abb. 97).

Bei vielen verschobenen Metakarpal- und Phalangenfrakturen, die nicht stark gesplittert sind, kann eine geschlossene Reposition in eine stabile Stellung oft nach entsprechendem Finger- oder Handgelenkblock erreicht werden. Bei Frakturen der Phalangen und Metakarpalknochen sollte man ein besonderes Augenmerk auf Rotationsdeformitäten richten (Abb. 98). Bis zur Beugung des entsprechenden Fingers wird oftmals keine Verletzung gesehen, erst dabei wird dann die Fehlrotation deutlich. Diese Situation erfordert normalerweise die operative Behandlung. Achsenfehlstellungen sind gewöhnlich viel offensichtlicher, und es ist allgemein akzeptiert, daß eine Fehlstellung, insbesondere der proximalen Phalangen und der zentralen Mittelhandknochen nur bis zu einem gewissen Grad tolerabel ist. Kinder können bei Frakturen der Metakarpalknochen und der Phalangen im Laufe des Wachstums eine anteriore oder poste-

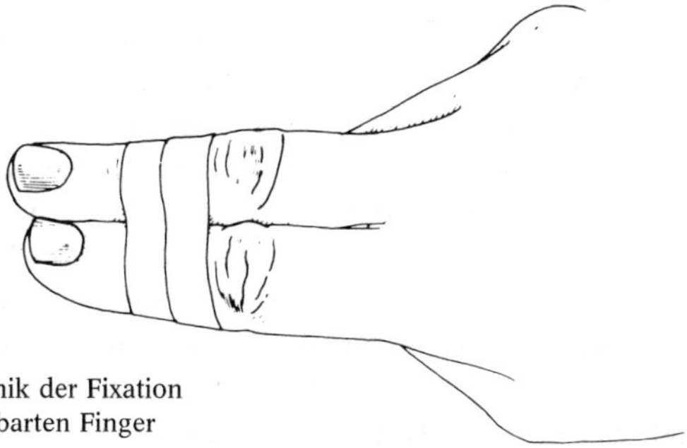

**Abb. 97.** Technik der Fixation an den benachbarten Finger

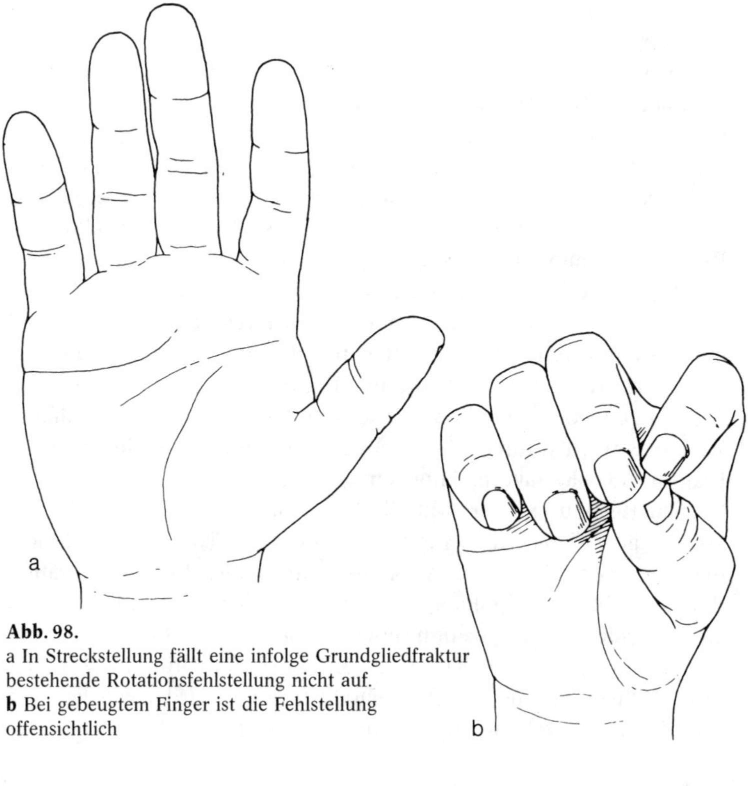


**Abb. 98.**
a In Streckstellung fällt eine infolge Grundgliedfraktur bestehende Rotationsfehlstellung nicht auf.
**b** Bei gebeugtem Finger ist die Fehlstellung offensichtlich

riore Fehlstellung bis zu einem gewissen Maße ausgleichen, aber eine seitliche Abknickung und Rotationsdeformitäten müssen sowohl bei Kindern, als auch bei Erwachsenen korrigiert werden.

Frakturen der Mittelhandknochen sind häufig das Resultat eines direkten Schlages auf die Hand, während drehende Bewegungen eher zu Frakturen der Fingerknochen führen. Eine subkapitale Fraktur des 5. Mittelhandknochens, die sog. Boxer-Fraktur, ist sehr häufig. Der Name leitet sich aus dem Verletzungsmechanismus ab: ein axialer Schlag auf das Köpfchen des 5. Mittelhandknochens bei zur Faust geballten Fingern. Da der 5. Mittelhandknochen an seinem karpalen Gelenk eine relativ große Mobilität aufweist, kann eine Fehlstellung von bis zu 40° nach volar immer noch zu einer akzeptablen Funktion führen. Wenn die Fehlstellung mehr als 25° beträgt und der Unfall weniger als 10 Tage zurückliegt, sollte jedoch ein Versuch gemacht werden, die Fraktur unter Ulnarisblockade zu reponieren. Die Fraktur kann entweder in einer ulnaren Unterarm-Finger-Schiene ruhiggestellt werden, mit Extensionsstellung des Handgelenks von 30°, Beugestellung des Metakarpophalangealgelenks von 45–60°, Beugestellung der Interphalangealgelenke von etwa 20°, oder durch einen Gips mit denselben Gelenkstellungen. Es ist eine Immobilisationsdauer von 3 Wochen notwendig.

Wenn eine befriedigende geschlossene Reposition bei einer subkapitalen Mittelhandknochenfraktur nicht erreicht oder geschlossen eine Rotationsfehlstellung nicht genau korrigiert werden kann, ist die offene Reposition mit interner Fixation notwendig. Achsenabknickungen von subkapitalen Frakturen des 2., 3. und 4. Mittelhandknochens werden funktionell nicht so gut toleriert wie eine ähnliche Fraktur am 5. Metakarpalknochen.

Schaftfrakturen der Mittelhandknochen können in gleicher Weise die offene Reposition oder interne Fixation erforderlich machen, wenn Verkürzung, Achsenfehlstellung und Fehlrotation durch geschlossene Maßnahmen nicht korrigiert werden können. Ist eine geschlossene Reposition möglich, die Fraktur aber nicht stabil, erfolgt eine perkutane Kirschner-Draht-Spickung für die Zeit der Knochenheilung. Die Kirschner-Draht-Fixation wird zusätzlich zur externen Ruhigstellung angewandt, nicht als Ersatz dafür.

## Intraartikuläre Frakturen

Diese Frakturen müssen mit großer Sorgfalt behandelt werden, da sie zu Gelenkeinsteifungen und letztlich traumatischen Arthrosen führen können. Kleine Knochenaussprengungen im Bereich des Gelenks sollten den Untersucher auf die Möglichkeit einer beträchtlichen Bandverletzung hinweisen. Bei der klinischen Untersuchung sollte dies Berücksichtigung finden. Verschobene intraartikuläre Frakturen mit mehr als 25%iger Gelenkbeteiligung erfordern die offene Reposition, insbesondere wenn die Fragmente rotiert sind und geschlossen nicht ausreichend reponiert werden können.

Intraartikuläre Frakturen der Basen der Mittelhandknochen finden sich am häufigsten am 1., 4. und 5. Mittelhandknochen. Eine verschobene intraartikuläre Fraktur durch die Basis des 1. Mittelhandknochens wird Bennett-Fraktur genannt. Dieser Bruch ist besonders instabil, weil die Sehne des M. abductor pollicis longus den Schaft des Mittelhandknochens nach proximal und radial disloziert, was den Daumen in eine Adduktionsfehlstellung bringt. Die Bennett-Fraktur erfordert eine genaue Reposition und Stabilisierung. Dies kann oft unter Bildwandlerkontrolle mit perkutaner Kirschner-Draht-Spickung durchgeführt werden. In manchen Fällen sind die offene Reposition und die interne Fixation notwendig. Die Rolando-Fraktur der Basis des 1. Mittelhandknochens hat eine Y- oder T-Form und stellt ebenfalls eine Gelenkfraktur dar. Die Behandlung muß individuell gestaltet werden, oft jedoch ist die offene Reposition und die interne Fixation notwendig.

Intraartikuläre Frakturen der Basen des 4. und 5. Mittelhandknochens können geschlossen behandelt werden, wenn die Reposition zufriedenstellend ist und die Frakturen nicht mit instabilen Verrenkungen vergesellschaftet sind. In jedem Fall ist bei Instabilität die perkutane Kirschner-Draht-Spickung oder die offene Reposition mit interner Fixation notwendig.

Intraartikuläre Frakturen im Bereich der Metakarpophalangealgelenke (MCP) sind, verglichen mit der Häufigkeit der Frakturen im Bereich der proximalen Interphalangealgelenke (PIP) und der distalen Interphalangealgelenke (DIP), relativ selten. Bei Frakturen im

Bereich der MCP-Gelenke muß sorgfältig untersucht werden, ob die wichtigen Bandstrukturen nicht ebenfalls verletzt sind. Besteht eine erhebliche Zerstörung der Gelenkfläche, ist die offene Reposition und die interne Fixation erforderlich.

Frakturen der Basis des Mittelgliedknochens sind häufig mit dorsaler Subluxation oder Luxation im PIP-Gelenk verbunden. Kleine schalenförmige Absprengungen, die nicht mit einer Verrenkung oder Subluxation einhergehen, können durch Schienung in 20°-Beugestellung über 2 Wochen behandelt werden, gefolgt von frühzeitigen aktiven Bewegungen mit Begrenzung der Dorsalextension. Große Ausrißfrakturen der palmaren Basis der Mittelphalanx ($^1/_4$ oder mehr der Gelenkfläche betreffend) sind oft mit Instabilität und dorsaler Subluxation der Mittelphalanx vergesellschaftet. Sie erfordern gewöhnlich die offene Reposition und die interne Fixation mit Refixation der volaren Platte. Eine Vielzahl von Techniken hierzu ist beschrieben, mit transossärer Drahtnaht, Kirschner-Drahtfixation, Verlagerung der volaren Platte und äußeren Techniken, die sofortige Bewegung gestatten. Auch eine geschlossene Reposition mit Schienung zur Verhinderung der Dorsalextension kann zu einem guten Ergebnis führen. Das Erkennen dieser Verletzungen ist äußerst wichtig, um spätere Instabilität oder Einsteifungen im PIP-Gelenk zu vermeiden. Die sofortige Überweisung an einen erfahrenen Handchirurgen hilft, diese späteren Komplikationen zu verhindern.

In Höhe des DIP-Gelenks können intraartikuläre Frakturen der dorsalen Basis der Endphalanx mit einem knöchernen Ausriß des Strecksehnenansatzes vergesellschaftet sein. Wenn mehr als $^1/_3$ der Gelenkfläche betroffen ist, eine palmare Subluxation der distalen Phalanx vorliegt oder das knöcherne Fragment erheblich nach proximal disloziert ist, sollte die offene Reposition und die interne Fixation vorgenommen werden, um eine spätere traumatische Arthrose sowie ein Streckdefizit zu verhindern. Häufig ist das Fragment nicht nur disloziert, sondern auch rotiert, so daß sich die genaue geschlossene Reposition schwierig gestaltet. Die Refixationstechniken sind ähnlich denen, die für das PIP-Gelenk beschrieben sind (s. oben).

## Verrenkungen der Fingergelenke

Verrenkungen der MCP-Gelenke kommen relativ selten vor. Die am häufigsten betroffenen Finger sind der Daumen, der Zeige- und der Kleinfinger. Gewöhnlich disloziert die proximale Phalanx auf dem Mittelhandköpfchen nach dorsal. Unter bestimmten Umständen kann eine Weichteilinterposition vorliegen, welche die Reposition verhindert. Die volare Platte kann in das Gelenk eingeschlagen sein, ebenso kann auch das Köpfchen des Mittelhandknochens von den volaren Weichgeweben (Beugesehnen, Lig. natatorium, oberflächliche quere palmare Faszie) eingeklemmt sein. Verrenkungen der MCP-Gelenke können durch Zug Schäden der neurovaskulären Strukturen verursachen, so daß die sofortige Reposition angezeigt ist. Es ist deshalb auch wichtig, Durchblutung und Sensibilität des betroffenen Fingers vor der Reposition zu überprüfen. Eine regionale oder gar Allgemeinanästhesie kann erforderlich sein, um eine ausreichende Entspannung zu erzielen, so daß dadurch die Reposition überhaupt erst möglich ist. Zuerst sollte eine (sanfte) geschlossene Reposition durch Beugung des Handgelenks und Längszug am betroffenen Finger versucht werden. Gelingt die Reposition so nicht, muß an die Möglichkeit einer komplizierten Verrenkung mit Weichteilinterposition gedacht werden. In solchen Fällen sollte man nicht unnötigerweise mit Kraft arbeiten, da ohnehin eine offene Reposition notwendig ist. Die beschriebenen Techniken zur offenen Reposition beinhalten sowohl den palmaren als auch dorsalen Zugang. Die Behandlung derartiger Luxationen sollte Chirurgen vorbehalten bleiben, die mit den anatomischen Besonderheiten vertraut sind. Es muß sorgfältig darauf geachtet werden, die neurovaskulären Strukturen zu schonen, insbesondere beim palmaren Zugang. MCP-Gelenkluxationen erweisen sich i. allg. als stabil, wenn sie einmal reponiert sind. Eine interne Fixation ist selten notwendig. Eine vorübergehende Ruhigstellung in einer Gipsschiene mit Flexionsstellung der MCP-Gelenke über 10–14 Tage ist in den meisten Fällen ausreichend. Frühe Bewegungsübungen in vollem Umfang beginnen nach dieser Zeit. Bei einfachen Verrenkungen, die geschlossen reponiert wurden, erfolgt eine ähnliche Nachbehandlung.

Verrenkungen im PIP-Gelenk treten häufiger auf als solche im MCP-Gelenk. Diese Verletzungen können offen oder geschlossen sein. Meistens disloziert die Mittelphalanx nach dorsal über die proximale Phalanx. Es können jedoch auch volare Verrenkungen auftreten. PIP-Verrenkungen sollten sofort unter entsprechender Anästhesie reponiert werden, gewöhnlich unter Anwendung intermetakarpaler Blocks (s. Kap. 2). Ein sachter Längszug am Finger führt gewöhnlich zur Reposition. Wenn dem Zug beträchtlicher Widerstand entgegensteht, sollte die Möglichkeit der Weichteilinterposition bedacht werden. Unter diesen Umständen kann die offene Reposition notwendig werden. Nach der Reposition sollte es möglich sein, das Gelenk ohne Widerstand in vollem Umfang passiv durchzubewegen. Bei Auftreten von Widerstand ist dies ein Hinweis für die Weichteilinterposition, so daß die offene Reposition notwendig wird. Der Finger wird in 30°-Beugestellung des PIP-Gelenks über 2 Wochen geschient. In dieser Zeit soll der Patient das Gelenk mindestens 4mal täglich für jeweils 5 min durchbewegen. Erscheint das Gelenk nach der Reposition sehr stabil, kann der verletzte Finger nach 3–4 Tagen an den benachbarten Finger fixiert werden (s. Abb. 97). Schmerzen, Schwellung und Einsteifung können über Monate nach einer Verletzung des PIP-Gelenks fortbestehen. Es müssen sorgfältige Nachuntersuchungen erfolgen, um die schrittweise Entwicklung einer Flexionskontraktur zu vermeiden.

Verrenkungen im DIP-Gelenk kommen sehr selten vor. Zur Reposition genügt gewöhnlich ein Längszug. Komplizierte Verrenkungen sind normalerweise irreponibel, da die volare Platte interponiert ist, so daß die offene Reposition notwendig wird. Nach der Reposition muß die Intaktheit des Streckapparates und der tiefen Beugesehne untersucht werden. Das DIP-Gelenk wird für 2 Wochen in Streckstellung ruhiggestellt.

### Andere Verletzungen

Gelenkluxationen oder Subluxationen können zu Rupturen der Gelenkkapselstrukturen im Bereich der MCP- oder IP-Gelenke führen. Kleine knöcherne Ausrisse im Bereich der Gelenke, Schwellung im Bereich von verletzten Gelenken, lokale Druckschmerzhaftigkeit im Bereich der Kollateralbänder oder der volaren Platte sollten den Untersucher an die Möglichkeit der Schädigung der Gelenkkapsel und/oder der Bänder denken lassen. Die klinische Untersuchung bei Verdacht auf eine Bandverletzung sollte nicht nur die zarte Palpation, sondern auch eine sachte Streßuntersuchung des betroffenen Gelenks beinhalten. Dies kann eine intermetakarpale Anästhesie (s. S. 103) erfordern. Im Falle einer minimalen Instabilität sollte eine Schienung oder Fixation an den Nachbarfinger (s. Abb. 97) mit frühzeitigem Beginn der Bewegungsübungen (zur Heilung und zur Vermeidung von Gelenksteifen) durchgeführt werden. Bei grober Instabilität der Kollateralbänder oder beträchtlicher Subluxation ist häufig die operative Versorgung notwendig.

Das MCP-Gelenk des Daumens ist häufig Ort eines rupturierten Kollateralligaments, gewöhnlich auf der ulnaren Seite. Diese Verletzung ist bekannt als „Skidaumen“ und bedeutet eine partielle oder komplette Ruptur des ulnaren Seitenbandes. Sie tritt häufig auf bei Skifahrern, die mit dem Daumen in der Schlaufe des Skistocks hängenbleiben, kann aber bei jedem, der auf den Daumen fällt und ihn im MCP-Gelenk abduziert, auftreten (die englische Bezeichnung „Wildhüterdaumen“ rührt von der ersten Beschreibung bei schottischen Wildhütern her, die über eine chronische Schwäche des Gelenks, durch die Art und Weise wie sie den Genickschlag bei Kaninchen durchführten, klagten). Die Verdachtsdiagnose kann bereits durch die Anamnese gestellt werden. Röntgenbilder zeigen keine Abnormitäten oder möglicherweise eine Ausrißfraktur der ulnaren Seite der proximalen Phalanx in Höhe der Gelenkfläche. Ein Streßtest kann durch Stabilisierung des 1. Metakarpalknochens und Abspreizen der proximalen Phalanx nach radial durchgeführt werden. Dies führt zu Schmerzen am Ort der Verletzung und zeigt eine Subluxation des Gelenks nach radial. Die Streßuntersuchung sollte bei leichter Beugestellung des Gelenks (10–20°) durchgeführt werden. In voller Streckung des MCP-Gelenks blockiert der Kondylus des Metakarpalknochens die Lateralbewegung des Grundgliedknochens. Durch leichte Beugung des Daumens im Moment der Biegung nach radial kann die durch Bandruptur verursachte Instabilität demonstriert und durch ein Röntgenbild dokumentiert werden. Es ist wichtig, die normale Vergleichsseite zu untersuchen, um damit ein Gefühl für die normale Bandspannung an diesem Gelenk zu bekommen. Beträgt die Deviation beim Streßtest 45° oder mehr als 15° im Vergleich zur gesunden Gegenseite, sollte die chirurgische Exploration erfolgen; mit großer Wahrscheinlichkeit liegt ein Abriß des Bandes an seiner phalangealen Insertionsstelle vor, wobei es zur Sehne des Abductor pollicis hochgeschlagen ist, so daß die geschlossene Reposition und eine befriedigende Ausheilung nicht möglich sind. Streßuntersuchungen sind dann besonders aussagekräftig, wenn Schmerzen und Schonhaltung durch Lokalanästhesie ausgeschaltet sind.

Liegt zwar Schmerzhaftigkeit, aber nur eine minimale Instabilität beim Streßtest vor, besteht die Behandlung in der Applikation einer Daumengipsschiene für die Dauer von 4–6 Wochen. Bei einer groben Instabilität, einer Subluxation über 45° oder der Dislokation eines knöchernen Ausrisses muß die operative Versorgung durchgeführt werden. Bei der Operation wird das ausgerissene Band durch eine der andernorts beschriebenen Methoden refixiert. Bei Spätfällen kann eine Ersatzplastik mit autologer Sehne mit Verlagerung der Sehne des M. adductor pollicis oder durch Gelenkversteifung notwendig sein. Verletzungen des radialen Seitenbandes kommen weniger häufig vor. Die Prinzipien der Diagnostik und Therapie sind ähnlich.

## Nachbehandlung

Zur Behandlung von Knochen- und Gelenkverletzungen gehört, den Patienten einer sofortigen zuverlässigen Nachbehandlung zuzuführen und ihn darüber zu unterrichten, daß reponierte Frakturen oder Verrenkungen redislozieren und eine weitere Behandlung erforderlich machen können. Der Patient muß unbedingt darüber aufgeklärt werden, daß nach derartigen Verletzungen die Möglichkeit der Gelenkeinsteifung besteht und sowohl die krankengymnastische Therapie als auch die Eigeninitiative außerordentlich wichtig für das Erzielen einer optimalen Funktion nach der erfolgten Heilung sind.

# 6. Gewöhnlich weniger schwerwiegende Verletzungen

## Nagel- und Nagelbettverletzungen

Quetschverletzungen der Fingerendglieder führen häufig zu Schädigungen des Nagels und des Nagelbettes (Abb. 99). Nur die frühzeitige effektive Behandlung erhält die Funktion und das ästhetisch einwandfreie Aussehen dieser Strukturen. Die häufigste Verletzung ist das subunguale Hämatom. Typischerweise klagt der Patient über heftige pulsierende Schmerzen. Bei der klinischen Untersuchung findet sich ein blutunterlegter Nagel.

Die Behandlung besteht in der Druckentlastung durch Perforation des Nagels an einer oder mehreren Stellen, um dadurch den Blutabfluß zu gewährleisten. Gewöhnlich, aber nicht immer, ist eine Leitungsanästhesie des Fingers notwendig. Es empfiehlt sich, steril vorzugehen, insbesondere bei einer Endgliedfraktur, da das Hämatom wahrscheinlich mit dem Knochen kommuniziert. Der Nagel kann mit einer aufgebogenen, im Bunsenbrenner rotglühend erhitzten Büroklammer, mit einem batteriebetriebenen Kauter, einem batteriebetriebenen Bohrer oder einer 1er Nadel perforiert werden.

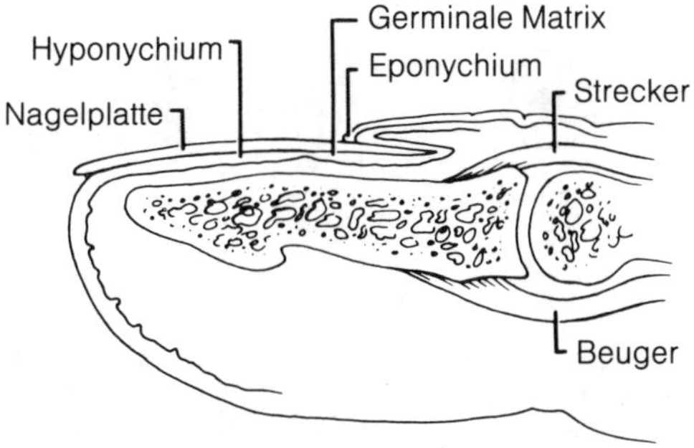


**Abb. 99.** Anatomie des Fingernagels

Nach der Trepanation wird der Finger in warmem Wasser oder Wasserstoffperoxid gebadet; damit wird der Blutabfluß erleichtert. Führen mehrere Trepanationen nicht zu einer adäquaten Dekompression, kann eine Teilentfernung des Nagels notwendig werden.

Bei einer Ausrißverletzung des Nagels ohne Verletzung der nicht germinalen Matrix wird die Wunde gesäubert und mit einem Fettgazeverband verbunden. Ein Stückchen der Gaze sollte unter das Eponychium oder die Lunula geschoben werden, um ein Verkleben der beiden Blätter der germinalen Matrix zu verhindern. Ist die germinale Matrix (der Teil des Nagelbettes, welcher unter der Haut liegt, und von dem aus das Nagelwachstum seinen Ausgang nimmt) nicht verletzt, kann man das Wiederauswachsen des Nagels innerhalb mehrerer Monate erwarten.

Ist das Nagelbett jedoch zerrissen oder durchtrennt, sollten alle Bruchstücke der Nagelplatte entfernt und eine sorgfältige Adaptation des Nagelbettes mit 5/0- oder 6/0-Katgut-Nähten durchgeführt werden (Abb. 100b, c). Dabei sollte atraumatisches Nahtmaterial verwendet werden. Eine Blutleere ist außerordentlich nützlich, die Zuhilfenahme einer Lupenbrille erleichtert die Adaptation erheblich

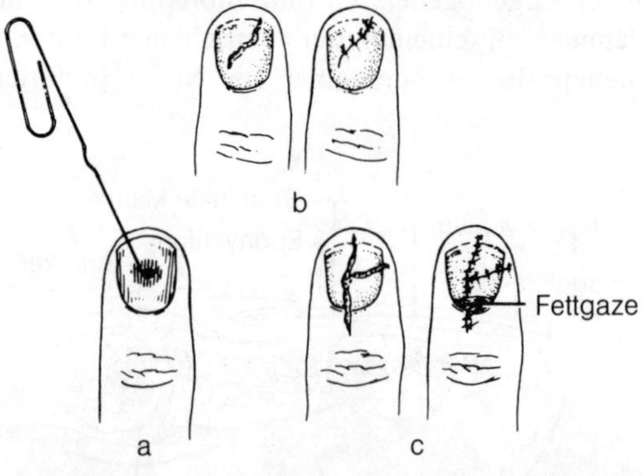


**Abb. 100. a** Nageltrepanation zur Entlastung eines subungualen Hämatoms mit glühender Büroklammer. **b** Einfache Nagelbettwunde mit 5/0-absorbierbarem Nahtmaterial versorgt. **c** Komplexe Nagelbettverletzung mit Fettgaze unter dem proximalen Nagelwall zur Verhinderung der Verklebung

(s. Kap. 1). Wenn die germinale Matrix aus ihrer normalen Lage unterhalb des Eponychiums herausgerissen ist, muß sie nach Säuberung reponiert und mit Steristrips an Ort und Stelle gehalten werden. Das durchtrennte Eponychium sollte immer mit 5/0-Nylon genäht werden. Ist der Nagel teilweise oder ganz ausgerissen, wird er entweder nicht mehr berücksichtigt oder an Ort und Stelle zum Schutz des Nagelbettes reponiert. Beide Methoden haben ihre Befürworter, jede ist korrekt. Besteht ein Defekt des Nagelbettes, kann er mit einem kleinen Spalthauttransplantat, das in derselben Weise entnommen und fixiert wird, wie dies für Fingerbeerenverletzungen beschrieben wird (s. unten), gedeckt werden.

## Fingerbeerenverletzungen

Einfache Schnittverletzungen der Fingerkuppe werden durch Naht mit 5/0 atraumatischem Material versorgt. Bei Erwachsenen wird Nylon, bei Kindern Katgut oder Chromkatgut verwendet. Eine zusätzliche Quetschung kann zu beträchtlichen Hämatombildungen in den Weichteilen führen. Diese Wunden werden nur locker adaptiert oder sogar offengelassen. Schwer kontaminierte Wunden werden debridiert, gespült und bleiben danach offen. Eine systemische antibiotische Therapie wird, wie beschrieben (s. oben), eingeleitet.

### Defektverletzungen

Bei Defektverletzungen im Bereich der Fingerbeere werden Wunden, die im Durchmesser nicht größer als 1 cm sind und intakten Knochen und Subkutangewebe aufweisen, nur mit einem Verband abgedeckt. Sie heilen durch Epithelialisierung. Im Bereich der Fingerbeere führt die Narbenkontraktur zu einem exzellenten ästhetischen und funktionellen Resultat. Bei Kindern heilen sogar größere Defekte mit gutem Ergebnis.

Bei Erwachsenen ist es möglich, bei größerem Defekt und sonst intaktem Weichteilgewebe eine Deckung mit Spalthaut durchzuführen. Die Spalthaut kann von jedem beliebigen Gebiet entnommen

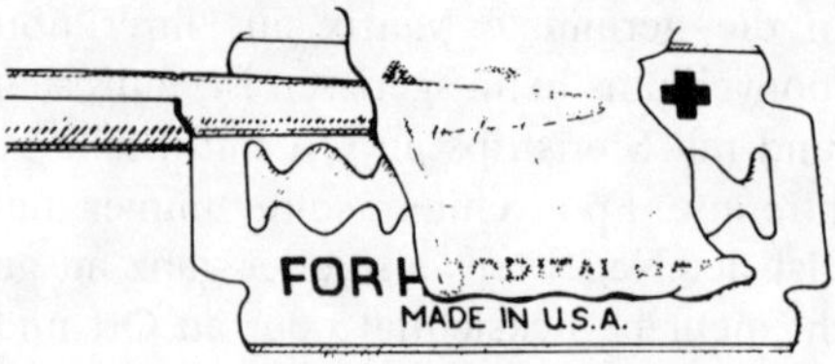


**Abb. 101.** Technik der freihändigen Spalthautentnahme

werden, z. B. dem Kleinfingerballen, dem beugeseitigen Unterarm, der Oberarminnenseite, dem Stamm oder den unteren Extremitäten. Ein Areal entsprechender Größe wird mit Lokalanästhetikum infiltriert und die Spalthaut dann mit einer sterilen Rasierklinge, die in einer festen Klemme gefaßt ist, entnommen. Wird die Haut an der Entnahmestelle gut gespannt, gewinnt man durch sachtes Schneiden mit der Rasierklinge ein exzellentes dünnes Transplantat (Abb. 101). Die Spalthaut wird direkt auf den Defekt aufgelegt und mit kreuzförmig angeordneten Steristrips und einem gutsitzenden Kompressionsverband bedeckt. Nähte sind nicht erforderlich.

Vollhauttransplantate können vom Kleinfingerballen, der seitlichen Leistenregion, der Ellenbeuge, dem proximalen Unterarm oder jeder anderen geeigneten Stelle entnommen werden. Diese müssen vor Anlegen des Druckverbandes eingenäht und mit sterilen feuchten, entsprechend zugeschnittenen Kompressen überknüpft werden.

Der Vorteil der Spalthaut liegt in der möglichen Wundkontraktur und einem insgesamt besseren Ergebnis als bei Verwendung von Vollhaut, die sich kaum kontrahiert. Eine Blutsperre bis zum Ende der Anlage des Verbandes ist vorteilhaft, da sie die Blutung verhindert, bis der Druckverband dies übernimmt. Die Wunde wird 5–7 Tage nach der Transplantation erstmals verbunden.

Bei Defekten, die auch das Subkutangewebe und den Knochen betreffen (Abb. 102; 3 Typen dieser Verletzung), kann die Versorgung mit einem Spalthauttransplantat in der oben beschriebenen Technik durchgeführt werden. Eventuell vorhandene Knochenspitzen werden mit der Luer-Zange entfernt, bis eine flache, glatte Oberfläche vorhanden ist. Gelegentlich kann es ratsam sein, die

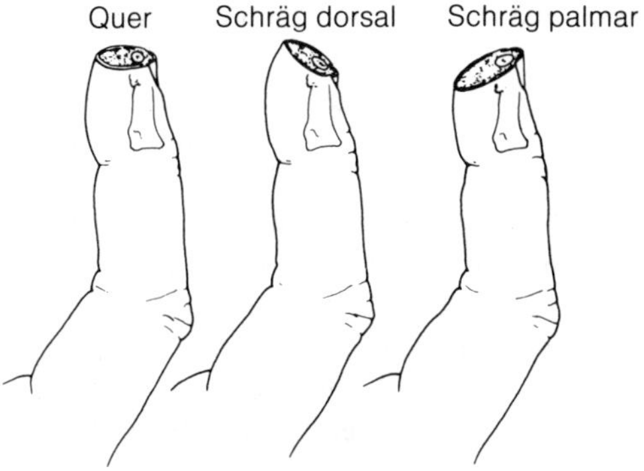


**Abb. 102.** Die 3 Arten der Fingerkuppendefekte

Deckung mit einem lokalen oder einem Fernlappen vorzunehmen. Lokale Lappen beinhalten die sog. VY-Plastik, wobei eine V-förmige Inzision der Haut einschließlich des Subkutangewebes vorgenommen wird, die nach distal über den Defekt verschoben werden kann. Die Inzision wird nur durch die Haut geführt und die Septen vom Knochen nur so weit gelöst, daß eine Verschiebung des Lappens möglich ist, während die tieferen Verbindungen, insbesondere die Gefäß-Nerven-Bündel, nicht verletzt werden dürfen. Der Lappen kann von beiden Seiten des Fingers gehoben (Kutler-Lappen) oder ein einzelner Lappen kann von der beugeseitigen Fingerbeerenhaut aus gehoben werden (Atasoy-Kleinert-Lappen). Wird der V-förmige Lappen nach distal verschoben, resultiert nach der Naht eine Y-förmige Linie. Die beschriebenen Verfahren können ambulant durchgeführt werden. Verband und postoperative Behandlung entsprechen denen der Deckung durch freies Transplantat.

Andere Verfahren zur Deckung von Fingerkuppendefektverletzungen sind der gestielte Daumenballenlappen oder der gekreuzte Fingerlappen. Die Namen stellen genau die Beschreibung des Verfahrens dar. Ein Hautlappen mit anhängendem Subkutangewebe wird vom Daumenballen oder dem benachbarten Fingerrücken gehoben und in den Defekt eingenäht. Der Hebedefekt wird entweder direkt verschlossen oder mit einem Spalthauttransplantat gedeckt.

Der Stiel wird erst nach 12–14 Tagen durchtrennt. Diese Verfahren sollten im großen Operationssaal durchgeführt werden. Die Lappen geben eine gute gepolsterte Deckung, die durch ein Voll- oder Spalthauttransplantat nicht erreicht werden kann. Sie sind kontraindiziert bei einem unzuverlässigen Patienten oder bei sehr dicken steifen Fingern oder kontaminierten Wunden. Diese Verfahren können immer sekundär durchgeführt werden, wenn die primär erzielte Deckung kein zufriedenstellendes Ergebnis zeigt. Es ist jedoch wichtig und interessant, daß die meisten Patienten, die mit einem Spalthauttransplantat versorgt wurden, mit dem Operationsresultat (funktionell wiederhergestellter, schmerzfreier Finger) sehr zufrieden sind.

## Fremdkörper

Stichwunden und Schnittverletzungen können zum Einsprengen von Fremdkörpern führen. Unter dem unmittelbaren Eindruck der Verletzung sind die Patienten oft nicht in der Lage, den Verletzungsmechanismus genau zu erläutern. Sie können jedoch die Verletzung gut beschreiben und sind oftmals ganz sicher, daß sich ein Fremdkörper in der Wunde befindet. Man sollte die Aussagen des Patienten immer berücksichtigen. Der Arzt muß beweisen, daß kein Fremdkörper vorliegt, denn der Patient kann das Vorhandensein eines Fremdkörper nicht belegen. Die Röntgenuntersuchung ist bei der Frage nach Fremdkörpern das entscheidende diagnostische Verfahren. Metallische Fremdkörper und die meisten Gläser können gesehen werden, es ist sogar möglich, organisches Material auf Xeroradiogrammen zu identifizieren. Abnorme Weichteilgewebe und Konturen können auf das Vorhandensein eines Fremdkörpers hinweisen.

Jeder Fremdkörper sollte sorgfältig unter entsprechender Anästhesie und Blutleere entfernt werden. Es ist außerordentlich wichtig, den Fremdkörper vor der Entfernung genau darzustellen. Rasches Zurückziehen ohne ausreichende Übersicht kann oft mehr Schaden anrichten, als die ursprüngliche Verletzung. Ein Angelhaken wird entweder weit aus der Wunde herausgeschoben, um ein Verfangen des Widerhakens beim Zurückziehen zu vermeiden, oder der Widerhaken wird abgezwickt. Ansonsten muß die Darstellung so erfolgen, daß der Angelhaken leicht aus der Wunde herausgehoben werden kann.

Es darf niemals blind nach einem Fremdkörper gesucht werden; immer muß in Blutsperre bzw. Blutleere von einer adäquaten Inzision aus operiert werden. Eine saubere Wunde kann primär verschlossen werden, ist dies nicht der Fall, bleibt die Wunde offen und wird nach 2 oder 3 Tagen genäht bzw. der Sekundärheilung überlassen.

Von großer Wichtigkeit ist es, sich eine realistische Zeitspanne für die Suche nach Fremdkörpern zu setzen. Selbst wenn ein Fremdkörper auf dem Röntgenbild dargestellt ist, kann sich die Suche sehr schwierig gestalten. Im Operationssaal der Ambulanz sind 10–15 min bei einem Finger- oder Handgelenkblock eine vernünftige Zeitspanne. Ein Weitersuchen führt zu iatrogenen Schäden. Kann ein Fremdkörper innerhalb dieser Zeit nicht gefunden werden, muß der Eingriff beendet, die Wunde verschlossen und eine ausgedehntere Exploration im großen Operationssaal vorbereitet werden. Nach einer Wundrevision zur Fremdkörpersuche werden Antibiotika verordnet.

## Bisse, Insektenstiche und Kratzverletzungen

Die genaue Diagnostik dieser Verletzungen ist der Schlüssel für die adäquate Behandlung. Der Entstehungsmechanismus der Verletzung muß klar sein, welcher Zeitraum seither verstrichen ist und welche Behandlung bislang erfolgt ist.

### Tierbisse

Die Behandlung ähnelt der aufgeführten Therapie bei Menschenbissen (s. Kap. 5, Infektionen). Die Notwendigkeit, das entsprechende Tier in Quarantäne zu nehmen, muß mit dem örtlichen Gesundheitsamt abgestimmt werden. Bei Haustieren ist das Tollwutrisiko generell äußerst gering einzuschätzen, bei wildlebenden Tieren hingegen kann es beträchtlich sein. Wenn das Gesundheitsamt eine Tollwutimpfung für angezeigt erachtet, wird sie unter deren Aufsicht vorgenommen.

Wundabstriche sollen immer durchgeführt und Röntgenaufnahmen immer angefertigt werden, um dadurch Frakturen oder Fremdkörper auszuschließen. Es muß ein sorgfältiges Wunddebridement mit Exzision jedes potentiell infizierten Gewebes vorgenommen werden, potentiell infizierte Höhlen dürfen nicht belassen werden. Eine ausreichende Wundspülung ist unverzichtbar. Große und/oder klaffende Wunden werden zum Abfluß von Wundsekret oder von evtl. purulentem Material nach Einlage von Gummidrainagen locker adaptiert. Kleinere Wunden bleiben offen und werden der Sekundärheilung überlassen. Ist eine große Wunde so verschmutzt oder zerfetzt, daß ein Wundverschluß nicht ratsam oder sogar unmöglich ist, besteht eine Indikation für die verzögerte Primärnaht oder die Deckung mit einem Hauttransplantat einige Tage nach der Verletzung. Die Hand wird verbunden und in den entsprechenden Gelenkstellungen geschient (s. Kap. 3 und 8). Verbandswechsel sollten täglich durchgeführt werden.

Es wird sofort mit einer antibiotischen Therapie begonnen, entweder 500 mg eines oralen Cephalosporins, 4mal täglich, oder 500 mg eines oralen Penicillins, 4mal täglich. Bei ausgedehnten Quetschverletzungen mit devitalisiertem Gewebe ist die Krankenhauseinweisung notwendig zur Durchführung eines Debridements unter Allgemein- oder hoher regionaler Anästhesie sowie einer intravenösen antibiotischen Therapie.

*Katzenkratzverletzungen*

Diese primär harmlos erscheinenden Wunden können bis zu 10 Tagen nach der Verletzung zu lokaler Rötung, Schmerzhaftigkeit und Lymphadenitis führen. Allgemeinsymptome beinhalten Kopfschmerzen, Minderung des Allgemeinbefindens, Schüttelfrost und Fieber. Im allgemeinen besteht keine Leukozytose. Katzenkratzfieber wird wahrscheinlich durch ein Virus verursacht; es heilt spontan aus und bedarf keiner spezifischen Therapie. Katzenbisse werden in der gleichen Art wie Hundebisse behandelt.

*Spinnenbisse*

Der Biß durch die braune Einsiedlerspinne ist der schädlichste. Diese Spinnen sind in den Zentral- und südöstlichen Staaten der USA heimisch. Sie sind gewöhnlich in Stein- oder Holzhaufen anzutreffen, suchen allerdings auch Wohnungen auf und verkriechen sich in Kleidern. Die Spinne hat im Vergleich zum Körper lange Beine und einen recht flachen Körper. Sie hat ein geigenförmiges Zeichen auf ihrem Zephalothorax, welches speziesspezifisch ist. Der Patient wird gebissen, wenn er Holzscheite oder Steinbrocken trägt oder selten getragene Kleidung anzieht. Der Biß verursacht nur einen leichten Stich, möglicherweise wird als Ursache dafür eine Spinne gar nicht vermutet. Das erste Symptom ist ein leichtes Jukken. Nach etwa 6–8 h wird die Bißstelle rot und schmerzhaft, es erscheint ein kleines, klares Bläschen. Etwa 36 h nach dem Biß kann am ganzen Körper ein flüchtiges makuläres Exanthem beobachtet werden. Glücklicherweise wird eine schwere systemische Reaktion bei diesen Bissen nur selten beobachtet; bei Kindern kommt dies jedoch häufiger vor. Sie manifestiert sich in Schwindel, Verschlechterung des Allgemeinbefindens, Fieber, Hämolyse, Thrombozytopenie und dem Auftreten eines gangränösen Schorfs an der Bißstelle.

Die Behandlung von Spinnenbissen besteht in der Inzision und dem Aussaugen der Wunde. Die totale Exzision der Bißstelle mit Wundverschluß kann erforderlich sein; dieses Verfahren wird allgemein als erfolgreich beurteilt. Entwickelt sich eine Hautnekrose in einem größeren Areal, ist die Exzision mit sekundärer Spalthautdekkung notwendig.

*Schlangenbisse*

Die meisten Giftschlangenbisse werden von Vipern verursacht (Klapperschlangen und Mokassinschlangen). Schlangenbisse können durch direkte Zerstörung der Zellen oder über eine Gefäßschädigung an der Bißstelle zur Gewebenekrose führen. Allgemeinsymptome sind Gerinnungsstörungen und/oder neurotoxische Reaktionen.

Das klinische Bild manifestiert sich in Sofort- und Spätsymptomen. Die Sofortsymptome sind:

- Bißmarke,
- Schmerz,
- rasch zunehmende Schwellung,
- Einblutung,
- Parästhesie oder Hypästhesie.

Als Spätsymptome gelten:

- hämorrhagisches Exsudat,
- Petechien,
- Zyanose,
- Blasenbildung,
- Gewebeuntergang und Schorfbildung,
- hämorrhagische Diathese.

Vor Einleitung der Behandlung eines Vipernbisses sollte gesichert sein, daß der Biß auch tatsächlich durch eine Viper verursacht wurde. In diesem Fall besteht eine charakteristische Bißmarke, innerhalb 1 h entwickelt sich ein lokales Ödem, eine Einblutung, Schmerz und Druckschmerzhaftigkeit. Bei Fehlen dieser Symptome ist der Biß wahrscheinlich nicht durch eine Viper verursacht. Sollten die geringsten Zweifel bestehen, muß der Patient 24 h beobachtet werden.

Im Falle der Giftaufnahme, die sich durch die Anamnese und die oben beschriebenen Symptome manifestiert, muß eine sofortige Behandlung eingeleitet werden. Noch vor der definitiven Behandlung im Krankenhaus wird das verletzte Glied ruhiggestellt, es wird eine leicht angezogene Unterbindung unmittelbar oberhalb der Bißstelle angelegt, um dadurch den Lymphabfluß zu stoppen. Der Druck im Tourniquet sollte etwa dem eines Uhrenarmbandes vergleichbar sein. In zweiminütigen Abständen werden Eispackungen auf die verletzte Stelle gebracht. Das Ziel besteht in der Gewebekühlung, nicht in der Erfrierung. Wenn die Wunde nicht innerhalb von 15 min nach dem Biß ausgesaugt werden kann, hat dieses Verfahren nur noch geringen Wert. Die Gewebebindung des Giftes erfolgt sehr rasch.

Nach der Krankenhausaufnahme wird, wenn erforderlich, zuerst eine allgemeine Schocktherapie durchgeführt. Es muß für ausreichenden Flüssigkeitsersatz gesorgt werden, um die Hypovolämie durch Verlust in den Extravasalraum auszugleichen. Dann erfolgt die Untersuchung der Wunde und die Erhebung eines neurologischen Status. Wenn der Patient desorientiert ist oder andere Zeichen einer Beteiligung des zentralen Nervensystems bestehen, muß die Möglichkeit einer schweren systemischen Intoxikation bedacht werden. In einem solchen Fall ist die Therapie mit Antitoxin indiziert. Zunächst muß eine Testung auf Pferdeserumverträglichkeit durchgeführt werden. Liegt eine Überreaktion vor, ist die sofortige Desensibilisierung notwendig.

Das polyvalente Vipernantiserum wird intravenös verabreicht. Die Dosis richtet sich nach dem Präparat und dem Antitoxingehalt; dabei müssen die Vorschriften der Packungsbeilage genau beachtet werden. Zusätzlich ist ein Gerinnungsstatus erforderlich, um eine eventuelle systemische Blutungsneigung zu erkennen. Bluttransfusionen oder die Transfusion von Blutkomponenten können erforderlich sein, ebenso die Gabe von Gerinnungsfaktoren. Die systemische Steroidtherapie hat sowohl Befürworter als auch Gegner.

Für eine Fasziotomie gibt es 2 Indikationen: die Gifteinbringung in einen subfaszial gelegenen Muskel und die Behandlung eines drohenden oder bereits bestehenden Kompartmentsyndroms (s. Kap. 4).

Der Gewebeschaden an der Bißstelle tritt in den meisten Fällen sofort auf. Die möglichst frühzeitige Entfernung des Giftes verringert die Möglichkeit der verzögerten systemischen Intoxikation und eine weitere lokale Gewebeschädigung. Genau wie bei jeder anderen Wunde ist es notwendig, ein ausreichendes Debridement devitalisierten Gewebes vorzunehmen. Wie bei anderen potentiell infizierten Wunden sollte eine frühzeitige antibiotische Behandlung begonnen werden.

Die definitive chirurgische Behandlung wird für Bisse empfohlen, bei denen eine Einblutung erfolgt ist. Die Hautinzision mit Exzision des gesamten hämorrhagischen Gewebes mit einem Rand von 5 mm wird empfohlen. Natürlich müssen funktionelle Strukturen wie Sehnen, Nerven und Gefäße geschont werden. Erscheint das verbliebene Gewebe gut durchblutet, kann die Wunde verschlossen werden, bestehen allerdings die geringsten Zweifel, wird die Wunde besser offengelassen. Dann wird die Wunde nach 4–5 Tagen nochmals in Lokalanästhesie revidiert und durch verzögerte Primärnaht verschlossen bzw. durch Hauttransplantation gedeckt.

## Strecksehnenverletzungen

Aufgrund ihrer oberflächlichen Lage werden die Strecksehnen verletzt bei Schnittverletzungen an der Streckseite der Hand und der Finger oder durch geschlossene Traumata der Finger. Die Art der Funktionsstörung ist abhängig von der Höhe der Verletzung.

Die am weitesten distal gelegene Verletzung liegt in Höhe des DIP-Gelenks und wird Hammerfinger genannt. Sie kann durch eine Fraktur bedingt sein (s. Kap. 5), durch einen Sehnenausriß aus der Insertionsstelle oder durch eine Schnittverletzung. Hammerfinger aufgrund von Sehnenrupturen werden am besten durch Schienung des DIP-Gelenks in voller Streckstellung, nicht in Überstreckung (über 8 Wochen, Abb. 103) behandelt, wobei das PIP-Gelenk frei bleibt. Es werden eine gepolsterte Aluminiumschiene (im Handel erhältlich) oder ein Spatel, der auf die entsprechende Länge zugeschnitten und mit einem 5 mm dicken Schaumgummipolster versehen wurde, benutzt. Obgleich die Schiene sowohl auf der Streck- als auch auf der Beugeseite des Fingers angelegt werden kann, ist es i. allg. für den Patienten angenehmer und auch effektiver, die Schiene auf der Streckseite zu fixieren.

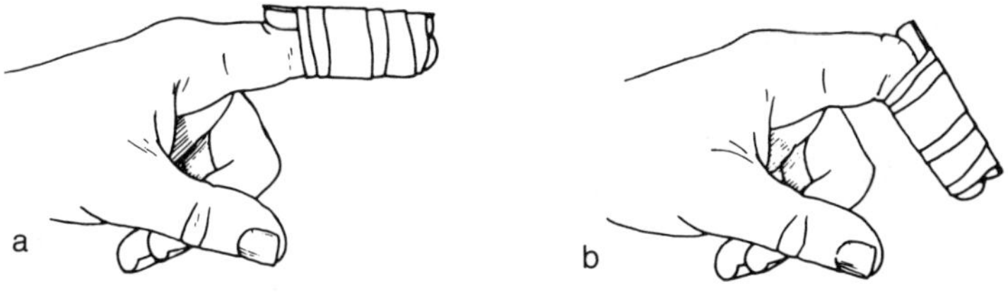


**Abb. 103.** Schienung beim Hammerfinger

Wenn die Sehne im distalen Bereich durchtrennt ist und die Stümpfe identifiziert werden können, sollte die Naht erfolgen. Der Eingriff wird in Fingerleitungsanästhesie (s. Kap. 2) durchgeführt und durch Erweiterungsschnitte sehr erleichtert. Die Naht kann mit einer Vielzahl von feinem Nahtmaterial durchgeführt werden, es empfiehlt sich 5/0-Nylon. Seide sollte wegen der zu starken Gewebereaktion nicht verwendet werden. Eine horizontale Matratzennaht (Abb. 104) ist zweckmäßig.

Eine temporäre Kirschner-Draht-Arthrodese des vollständig gestreckten DIP-Gelenks ist besser als eine externe Schienung auf einer frischen Wunde. Der Kirschner-Draht ist zusätzlich zur externen Schienung gedacht und ersetzt diese nicht. Die Ruhigstellung wird für 8 Wochen durchgeführt. Nach Entfernung des Drahtes erfolgt eine weitere Ruhigstellung mit einer Schiene (nur für die Nacht) für weitere 4 Wochen.

Sowohl geschlossene als auch offene Verletzungen in Höhe des PIP-Gelenks können zu einer Knopflochdeformität führen (s. S. 50). Die Pathophysiologie dieser Läsion besteht darin, daß der Mittelzügel durchtrennt oder rupturiert ist und die Seitenzügel, die normalerweise dorsal der Beugeachse liegen und deswegen das Gelenk strecken, nach volar der Beugeachse wandern und auf diese Weise zu Flexoren des PIP-Gelenks werden. Dies führt zur Verkürzung des Streckapparates und auf diese Weise zur Hyperextension des PIP-Gelenks. Die frühe Diagnose dieser Situation kann bei geschlossenen Verletzungen sehr schwierig sein, wenn diese Möglichkeit nicht bedacht wird. Die typische Anamnese zeigt abrupte Streckung

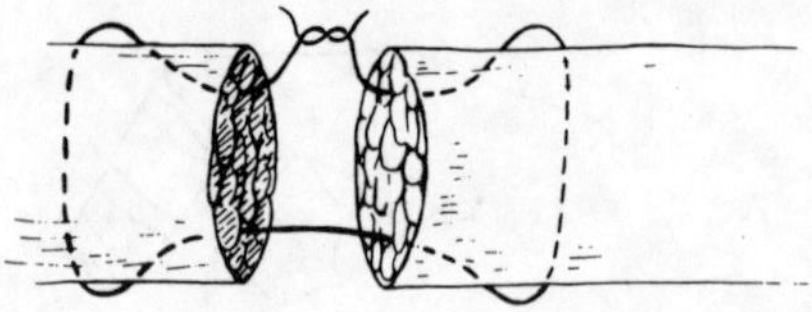

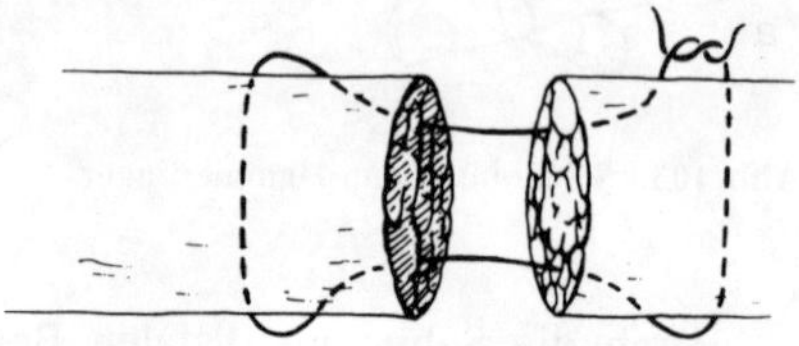

**Abb. 104.** Technik der horizontalen Matratzennaht

gegen Widerstand und ein geschwollenes Gelenk. Aufgrund der Schwellung kann die Diagnose möglicherweise nicht sofort gestellt werden. Besteht der Verdacht auf eine Ruptur des Mittelzügels, wird das PIP-Gelenk in voller Streckung geschient (Abb. 105), wobei das DIP- und das MCP-Gelenk frei bleiben. Wenn sich nach Abschwellung herausstellt, daß die Sehne intakt ist, wurde durch die Therapie nichts falsch gemacht. Stimmt die Diagnose, wurde eine sehr komplizierte und schwierig zu versorgende Läsion verhindert. Geschlossene Verletzungen des Mittelzügels sind gewöhnlich erfolgreich einer geschlossenen konservativen Behandlung zuzuführen, wenn diese frühzeitig begonnen wird.

Offene Verletzungen, die zu einer Knopflochdeformität führen, sind leichter zu diagnostizieren, da Einblick in die Wunde besteht und die Sehnenstümpfe identifiziert werden können. Die Versor-

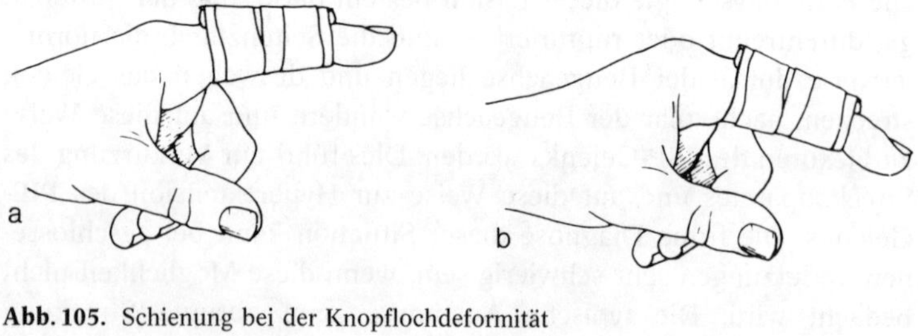


**Abb. 105.** Schienung bei der Knopflochdeformität

gung besteht in einer horizontalen Matratzennaht mit 4/0- oder 5/0-Nylon (Abb. 104). Die postoperative Ruhigstellung wird in gleicher Weise wie bei der geschlossenen Verletzung durchgeführt. Sie kann ergänzt werden durch eine temporäre Kirschner-Draht-Arthrodese, welche die Wundkontrolle erleichtert. Nach der Versorgung sollte eine 6wöchige Ruhigstellung erfolgen.

Durchtrennungen der Streckaponeurose zwischen MCP- und PIP-Gelenk sowie PIP- und DIP-Gelenk sind gewöhnlich nicht vollständig. Bei der Versorgung kann der Chirurg die Spannung abschätzen, die bei Beugung in den Fingergelenken auftritt, und beurteilen, welche dieser Gelenke ruhiggestellt werden müssen. In manchen Fällen wird eine Unterarm-Hand-Finger-Schiene in Intrinsic-plus-Stellung (s. Kap. 3) notwendig sein, in anderen reicht eine Fingerschienung aus. Bei diesen Verletzungen ist eine fortlaufende Nylonnaht zu empfehlen. Wenn allerdings weder bei passiver noch aktiver Bewegung die Sehnenstümpfe auseinanderweichen, reicht eine alleinige Ruhigstellung aus.

Im Bereich der Finger stellt die Retraktion der Sehnenstümpfe kein Problem dar; sie können leicht aufgefunden werden. Wesentliche Erweiterungsschnitte sind nicht erforderlich. Auf dem Handrükken erweist sich die Retraktion der Stümpfe als größere Schwierigkeit; das Auffinden des proximalen Stumpfes, insbesondere auf Höhe der distalen Mittelhand, kann ziemlich viel Zeit in Anspruch nehmen. Können die Enden leicht aufgefunden werden, erfolgt die Naht mit dem oben beschriebenen Nahtmaterial in der angegebenen Technik. Wenn der proximale Stumpf nicht gefunden werden kann, wird die Wunde am besten verschlossen und der Eingriff unter hoher regionaler oder Allgemeinanästhesie im großen Operationssaal durchgeführt. Nach Sehnennähten im Bereich der Hand und des Handgelenks ist eine Unterarm-Hand-Finger-Schienung erforderlich. Hinterher wird die Hand in der vorher beschriebenen Intrinsic-plus-Stellung ruhiggestellt, allerdings nur in etwa 30° Beugung der MCP-Gelenke. Die Ruhigstellung sollte für 3 Wochen erfolgen.

# 7. Andere häufige Verletzungen und Erkrankungen

Es gibt eine Vielzahl von häufig auftretenden traumatischen oder nichttraumatischen Problemen an der Hand. Oft stellen sich Patienten mit diesen Problemen in Notfallambulanzen oder Allgemeinpraxen vor. Es ist sehr hilfreich, wenn eine Diagnose gestellt, eine einfache Behandlung eingeleitet und dem Patienten eine Vorstellung von möglichen definitiven Behandlungsmaßnahmen vermittelt werden kann. Die meisten dieser Verletzungen oder Erkrankungen wurden in Teil I beschrieben. Der Leser sollte unbedingt die entsprechenden Abschnitte dort in Verbindung mit der im folgenden beschriebenen Behandlung lesen.

## Zerrungen und Verstauchungen der Fingergelenke

Da jedes Gelenk mehrere Bänder für die Stabilisierung der Bewegung und die Verhinderung von abnormer Bewegung hat, und es 14 Fingergelenke gibt, treten Zerrungen und Verstauchungen an der Hand sehr häufig auf. Es handelt sich dabei oftmals um inkomplette Bandrupturen; es ist sehr wichtig, die Diagnose einer Zerrung oder Verstauchung zu stellen und sicherzugehen, daß nicht eine komplette Ruptur eines Bandes mit Gelenkinstabilität oder Subluxation vorliegt. Die Primärbehandlung von Zerrungen und Verstauchungen besteht in der Ruhigstellung des verletzten Gelenks durch Schienen (s. Kap. 3), Hochlagerung und der Verordnung entsprechender Analgetika. Es ist sehr hilfreich, Eisauflagen in den ersten 24–48 h vornehmen zu lassen, um die Schwellneigung zu minimieren.

Bei älteren Verstauchungen muß der Patient mehrmals täglich kurzzeitige Handbäder in lauwarmem Wasser durchführen, wobei gleichzeitig Bewegungsübungen in vollem Umfang des Gelenks durchgeführt werden sollen (s. Kap. 8). Patienten mit schweren Verstauchungen und langanhaltenden Symptomen profitieren von der

Überweisung an einen Handtherapeuten. Behandlungen mit Ultraschall, passiven und aktiven Bewegungsübungen, Massagetechniken zur Verminderung der Schwellung und intermittierende Schienungen können die Schmerzhaftigkeit erheblich reduzieren und zur Funktionsverbesserung führen. Gelegentlich kann es hilfreich sein, Steroidinjektionen in ein verletztes Band vorzunehmen. Werden Steroide lokal verabreicht, dürfen nur kleine Volumina und feine Nadeln, ebenso wie bei der Verabreichung von Leitungsblockaden, verwendet werden (s. Kap. 2). Es ist Gegenstand der Diskussion, ob ein langwirkendes Kortison (Triamzinolon) oder ein kurzwirkendes (Dexamethason) zu geben ist. Die langwirkenden haben den Nachteil der Depigmentierung der Haut und der Fettatrophie. Im allgemeinen werden deshalb kurzwirksame Kortisonpräparate für diese Indikation empfohlen.

## Triggerdaumen, Triggerfinger (Tendovaginitis stenosans)

Das Schnellen eines Fingers kann überall da auftreten, wo ein einengendes retinakuläres System existiert (d. h. im Bereich der streckseitigen Handgelenkkompartimente oder an den Beugesehnenscheiden). Am häufigsten tritt das Phänomen an den Beugern des Ring-

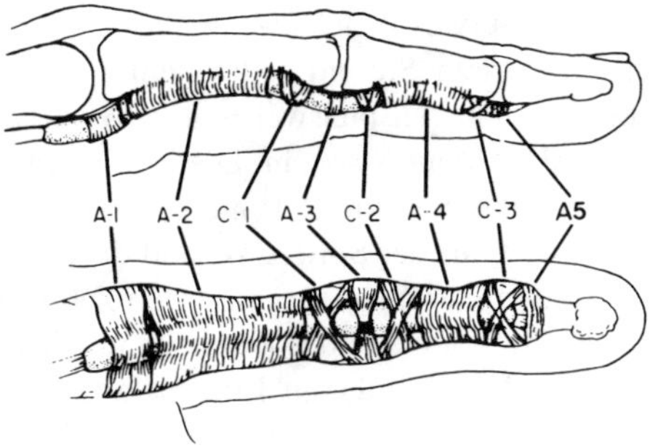


**Abb. 106.** Die Verstärkungen der Beugesehnenscheiden in der Hohlhand und an den Fingern

und Mittelfingers sowie am Daumen auf. Die Patienten klagen über eine Bewegungsunfähigkeit, Schnappen, Blockieren oder Springen des betroffenen Fingers oder Daumens. Obwohl der Schmerz oft auf das streckseitige PIP- oder DIP-Gelenk projeziert wird, liegt die Ursache immer am Beginn der Beugesehnenscheide, am „A-1-Ringband“ (Abb. 106). Die Ursache ist eine Entzündung der Synovia der Beugesehnenscheide, wodurch eine Diskrepanz zwischen dem Durchmesser der Sehne und der Sehnenscheide entsteht. Bei der Operation kann man gewöhnlich sowohl ein Knötchen in der Sehne, als auch eine verdickte, stenosierende Sehnenscheide beobachten. Das Syndrom kann mit einer rheumatoiden Arthritis vergesellschaftet sein oder nach einer früheren penetrierenden Verletzung auftreten, gewöhnlich ist es jedoch „idiopathisch“.

Bei der klinischen Untersuchung findet sich eine umschriebene Druckschmerzhaftigkeit über der proximalen Sehnenscheide in Höhe der Metakarpalköpfchen, manchmal wird ein Sehnenknötchen getastet. Der Untersucher kann bei der aktiven Beugung und Strekkung der Interphalangealgelenke ein Schnappen fühlen. Da in einigen Fällen große Schmerzen bestehen, versucht der Patient die Bewegung des Fingers zu vermeiden, tatsächlich ist der Finger in Flexion oder Extension fixiert. Typischerweise klagen die Patienten darüber, daß die Symptome nach dem Aufwachen verstärkt sind und sich in dem Maße vermindern, wie sie den Finger „geschmeidig“ machen.

Die effektivste konservative Behandlung besteht in der Injektion einer Mischung aus einem Steroid mit einem Lokalanästhetikum. Eine Kombination besteht beispielsweise aus 0,5 ml Dexamethason (4 mg/ml) mit 0,5 ml 1%igem Xylocain. Die ideale Kanülengröße ist – wie bei anderen Injektionen in die Hand – eine 1,5 cm lange 20er Nadel. Die Kanüle wird auf der Spritze sitzend durch die Sehne eingeführt, bis der Boden der Sehnenscheide erreicht wird, was am Auftreten eines neuen Widerstandes bemerkt werden kann. Dann wird die Nadel unter Druck auf den Kolben langsam zurückgezogen. Erreicht die Nadelöffnung die offene Sehnenscheide, spritzt die Flüssigkeit ohne großen Widerstand in die Sehnenscheide (Abb. 107). Das Gefühl des Spritzens wird auch oft vom Patienten

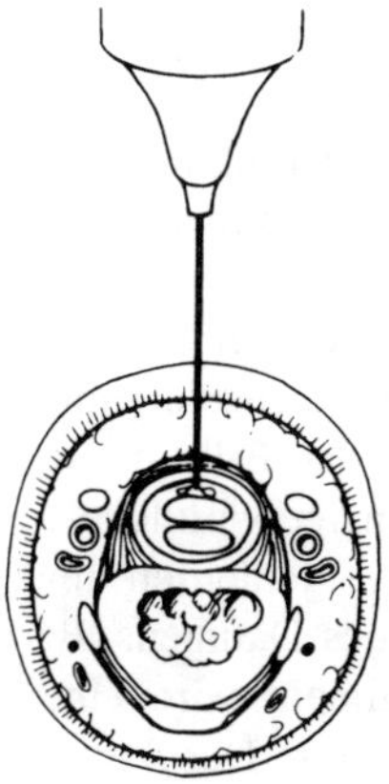

**Abb. 107.** Injektion in die Beugesehnenscheide beim schnellenden Finger

bemerkt und vom Untersucher gesehen oder gefühlt. Paradoxerweise ist das Triggerphänomen nach der Injektion häufig verstärkt, die Schmerzen aber sind für die Dauer der Wirkung des Lokalanästhetikums beseitigt. Wie bei jeder Injektion dieser Art, können erhebliche Schmerzen nach ein paar Stunden auftreten und über 24–36 h anhalten. Einige Chirurgen stellen die Interphalangealgelenke in voller Streckstellung über 1 Woche nach der Injektion ruhig (zumindestens in der Nacht).

Die Injektionsbehandlung kann zweimal wöchentlich wiederholt werden, besteht das Schnappen jedoch fort, ist die chirurgische Intervention indiziert. Der Eingriff kann (sollte) in örtlicher Betäubung, aber in Oberarmblutsperre oder -blutleere durchgeführt werden; es ist eine kurative Maßnahme. Die Operation besteht darin, daß über der betroffenen Sehnenscheide eine Hautinzision in Höhe der distalen Hohlhandbeugefalte angelegt wird, wobei die Nerven sorgfältig geschont werden. Die Sehnenscheide wird mit dem Messer oder der Schere der Länge nach von ihrem Beginn an über eine Länge, die eine freie, aktive Fingerbeweglichkeit gestattet, inzidiert, so daß die Stenosierung sicher beseitigt ist.

## Quervain-Tendosynovitis

Die Ursache für diese Erkrankung ist eine Tendosynovitis im Bereich des ersten dorsalen Kompartiments, durch welche die Sehnen des M. abductor pollicis longus (APL) und des M. extensor pollicis brevis (EPB) auf der radialen Seite des Handgelenks ziehen. Es kann ein Triggerphänomen (stenosierende Tendosynovitis) bestehen, was jedoch nicht häufig der Fall ist. Bei der Quervain-Krankheit handelt es sich um die einzige wirkliche Tendinitis der Strecksehne. Typischerweise klagen die Patienten über Schmerzen in diesem Gebiet bei Bewegungen des Daumens. Bei der Palpation über dem ersten dorsalen Kompartiment wird eine Verdickung und Druckschmerzhaftigkeit festgestellt. Der Finkelstein-Test wird durchgeführt, indem der Patient den Daumen beugt und mit den anderen Fingern umfaßt und gleichzeitig die Hand nach ulnar bewegt. Dabei auftretende Schmerzhaftigkeit über dem Processus styloideus radii sichert die Diagnose. Die Patienten klagen zusätzlich über Schmerzen bei der forcierten Abduktion und Extension des Daumens.

Die konservative Therapie kann durch Injektion eines Steroid-Lidocain-Gemischs in das erste dorsale Kompartiment, mit einem Gesamtvolumen von etwa 2 ml, versucht werden. Man muß sorgfältig eine Injektion in den sensorischen Ast des N. radialis und seine Abzweigungen sowie in die gewöhnlich in dieser Region zahlreich vorkommenden Venen vermeiden. Es ist eine 4 cm lange, 20er Kanüle zu verwenden. Sie wird durch die Haut am distalen Ende des ersten distalen Kompartiments eingeführt und dann langsam unter fortwährender Injektion in das Kompartiment vorgeschoben. Oft beobachtet man, daß sich die Flüssigkeit schnell im Kompartiment verteilt und am proximalen Rand erscheint. Viele Chirurgen finden es hilfreich, das Handgelenk und den Daumen mit einer abnehmbaren Gips- oder Kunststoffschiene ruhigzustellen. Die Schiene wird entweder mit elastischen Bandagen oder selbstklebenden Streifen befestigt.

Wenn 2 oder 3 Injektionen über 3–5 Wochen keine Linderung bringen, muß die Indikation zur chirurgischen Therapie, d. h. Eröffnen des Kompartiments und Spaltung der stenotischen Sehnenscheide (oder Scheiden, da oft mehr als eine vorliegt), überlegt werden. Auch dieser Eingriff kann unter örtlicher Betäubung mit einer Oberarmblutsperre durchgeführt werden. Der Eingriff wird über eine kurze quere Inzision unter sorgfältiger Schonung der sensiblen Äste des N. radialis durchgeführt. Die Sehnenscheide wird identifiziert und der Länge nach inzidiert. Es muß sorgfältig darauf geachtet werden, daß jedes der Subkompartimente, von denen 3 oder 4 vorliegen können, eröffnet wird. Man kann das freie Gleiten jeder Sehne dadurch überprüfen, daß der Daumen im Grundgelenk gebeugt und gestreckt wird (EPB) sowie durch ulnare und radiale Bewegung des Handgelenks (APL).

Eine wichtige Differentialdiagnose ist die Rhizarthrose (Daumengrundgelenkarthrose, betrifft das erste Karpometakarpal- oder Metakarpotrapezialgelenk). Eine Unterscheidung ist durch die genaue Lokalisation des Schmerzes und die Druckschmerzhaftigkeit entweder in dem einen Areal oder in dem anderen möglich. Bei der Rhizarthrose wird der Schmerz ausgelöst oder verstärkt, indem der Untersucher den ersten Metakarpalknochen auf dem Trapezium reibt („Mörsertest"). Dabei werden bei der Quervain-Erkrankung keine Schmerzen ausgelöst.

## Ganglien

Es handelt sich dabei um den häufigsten Weichteiltumor im Bereich der Hand. Er kann aus modifizierten Synovialzellen entstehen. Das Ganglion kommuniziert gewöhnlich mit dem benachbarten Gelenk oder der benachbarten Sehnenscheide. Gewöhnlich tritt es dann auf, wenn ein kleiner Riß in den darüberliegenden Bändern besteht, so daß das Synovialgewebe im Sinne einer Hernie aus seiner normalen Lage vorquellen kann. Wenn der schmale Riß im Band dann verheilt oder sich zusammenzieht, kann die vom Synovialgewebe sezernierte Flüssigkeit nicht mehr in das Gelenk oder in die Sehnenscheide zurück und wölbt sich unter der Haut vor. Manchmal drainiert sich das Ganglion nach innen in Richtung Gelenk oder Sehnenscheide, was zu dem typischen Symptom des Wachsens und

Verschwindens der Ganglien führt. Da die Flüssigkeit unter beträchtlichem Druck stehen kann, können Ganglien knochenhart imponieren, sie sind aber Diaphanie-positiv und können so von soliden Tumoren unterschieden werden.

Gewöhnlich treten Ganglien in einer von 4 Lokalisationen an der Hand auf:

1. Im Bereich des Handgelenks dorsoradial, ausgehend vom Gelenk zwischen Os scaphoideum, Os lunatum und Os capitatum.
2. Auf der Beugeseite des radialen Handgelenks, in enger Nachbarschaft zur A. radialis und der Sehne des M. flexor carpi radialis, gewöhnlich ausgehend von einem der Kahnbeingelenke, manchmal aber ausgehend vom Daumengrundgelenk oder der Sehnenscheide des M. flexor carpi radialis.
3. Über eine Beugesehnenscheide in der distalen Hohlhand, ausgehend von der Sehnenscheide im Bereich zwischen dem A-1- und A-2-Ringband.
4. Dorsal des DIP-Gelenks; die Schleimzyste (gewöhnlich mit einer Arthrose des DIP-Gelenks vergesellschaftet).

Am dorsalen Handgelenk ist die häufigste Differentialdiagnose die Synovitis des Extensorretinakulums. Die Synovitis tastet sich aber immer weicher als ein Ganglion, auch ist die Diaphanie nicht so ausgeprägt. Das volare Ganglion wird manchmal mit einem Aneurysma der A. radialis verwechselt. In diesem Gebiet können auch traumatisch bedingte Pseudoaneurysmen vorkommen, es sollte dann aber immer die Anamnese einer penetrierenden Verletzung erhoben werden können. Arteriosklerotisch bedingte Aneurysmen sind extrem selten. Das Ganglion an der Fingerbasis fühlt sich wie eine winzige Murmel an.

Die Primärbehandlung besteht gewöhnlich in der Diagnosestellung und in der Beruhigung des Patienten, daß es sich um keinen gefährlichen Tumor handelt. Wenn es sehr groß ist oder Beschwerden verursacht, kann ein dorsales Ganglion punktiert werden, der Patient muß aber auf die hohe Rezidivrate hingewiesen werden. Zur Punktion muß eine genügend große Nadel (gewöhnlich Größe 1) benutzt werden, um den viskösen, gewöhnlich klaren Inhalt abpunktieren zu können. Die Schonung benachbarter Strukturen darf nicht außer acht gelassen werden. Wegen der engen Nachbarschaft zur A. radialis sollten radial-volare Ganglien besser nicht punktiert werden. Beugesehnenscheidenganglien sind so klein, daß eine Punktion i. allg. nicht erfolgreich vorgenommen werden kann.

Die definitive und endgültige Behandlung besteht in der Exstirpation im Operationssaal, wobei das Ganglion bis zu seinem Ursprung präpariert werden muß. Ein Ganglion des DIP-Gelenks (Schleimzyste) oder ein Ganglion der Beugesehnenscheide kann unter Fingerleitungs- oder Infiltrationsanästhesie entfernt werden, Handgelenkganglien unter hoher regionaler Anästhesie. Es wird über dem Ganglion inzidiert und die Präparation bis in das Gelenk oder in die Sehnenscheide, von wo es seinen Ausgang nimmt, durchgeführt. Dabei wird ein kleiner Saum der Gelenkkapsel oder der Sehnenscheide mitexzidiert, Gelenkkapsel und Sehnenscheide bleiben offen. Postoperativ wird das Handgelenk oder der Finger für 7–10 Tage in einer Schiene ruhiggestellt.

## Dupuytren-Kontraktur

Diese häufige Erkrankung tritt oft bei Patienten im mittleren Alter auf; obwohl sie schon bei 20jährigen vorkommen kann, beginnt sie gewöhnlich nach dem 40. Lebensjahr und tritt bei Männern 7mal häufiger auf als bei Frauen. Bei Orientalen oder Schwarzen ist ihr Vorkommen ungewöhnlich. Es besteht eine Tendenz zur familiären Häufung. Das oftmals gleichzeitige Vorkommen mit Alkoholismus und einigen systemischen degenerativen Erkrankungen (z. B. Diabetes mellitus) ist in dieser Altersgruppe wahrscheinlich mehr zufällig als kausal.

Gewöhnlich das erste, was der Patient bemerkt, ist ein Knötchen in der Hohlhand. Oft fällt es dem Patienten erstmals nach einem Trauma auf. Dabei gibt es jedoch keinen bewiesenen Zusammenhang zwischen einem Trauma und der Dupuytren-Kontraktur. Es kann beim Knötchen bleiben, die Erkrankung kann jedoch auch progredient fortschreiten und zur Kontraktur in MCP- und PIP-Gelenk führen, seltener im DIP-Gelenk. Die Ursache liegt in der palmaren Faszie und nicht – wie manchmal angenommen – in den Beugesehnen. Der Häufigkeit nach sind betroffen der Ringfinger, dann der Kleinfinger, der Mittelfinger, der Daumen und der Zeigefinger.

Die einzig erfolgversprechende Behandlung ist die Operation. Wenn nur ein sehr oberflächlich gelegener Faszienstrang vorliegt, kann dieser durchtrennt werden, was zur vorübergehenden Beseitigung der Kontraktur führen kann. Dauerhafter Erfolg wird durch Entfernung der erkrankten Faszienanteile erzielt. Der Patient sollte darüber aufgeklärt werden, daß die Operation die Erkrankung nicht heilt, sondern nur das veränderte Gewebe entfernt wird, welches für die Kontraktur verantwortlich ist. Das Auftreten der Erkrankung an neuen Stellen oder das Wiederauftreten an bereits operierten Stellen kann vorkommen. Folgende Patienten haben eine höhere Rezidivwahrscheinlichkeit oder eine Neigung zu dieser Erkrankung: Patienten, bei denen die Veränderungen an anderen Stellen der Hand als auf der Hohlhand auftreten, Patienten mit dem Beginn bereits im jugendlichen Alter und Patienten mit einer Familienanamnese.

## Frakturen der Endphalangen

Quetschverletzungen der Fingerspitzen gehören zu den häufigsten Verletzungen der Hand. Ein subunguales Hämatom (Blut unter der Nagelplatte) sollte an die Möglichkeit einer begleitenden Fraktur des Endgliedknochens denken lassen. Große subunguale Hämatome sind mit erheblichen Verletzungen des Nagelbettes, die chirurgisch behandelt werden sollten, vergesellschaftet. Ein Mißlingen der Reposition verschobener Frakturen des Endgliedknochens und von Verletzungen des Nagelbettes kann zu dauerhaften Deformitäten des Nagels führen.

Große subunguale Hämatome können zur Schmerzlinderung die Dekompression erforderlich machen. Dies sollte unter sterilen Kautelen mit einem Nagelbohrer oder einem Kauter erfolgen.

## Nervenkompressionssyndrome

### Karpaltunnelsyndrom

Bei weitem das häufigste Nervenkompressionssyndrom an der oberen Extremität ist das Karpaltunnelsyndrom. Die Patienten klagen, daß die Hand „einschläft", sie häufig nachts aufwachen mit Taubheitsgefühl, Schmerzen und Kribbeln im gesamten oder teilweisen Versorgungsgebiet des N. medianus (Fingerbeeren von Daumen, Zeige- und Mittelfinger und radiale Seite des Ringfingers). Die Schmerzen können bis zum Ellenbogen oder der Schulter hochziehend beschrieben werden. Verrichtungen, die Kraftanwendung oder immer wiederkehrende Bewegungen der Hand bedingen, lösen diese Symptome häufig aus. Oft bestehen die Symptome an beiden Händen. Sie können bei der rheumatoiden Arthritis oder nach einer distalen Radiusfraktur vorkommen, manchmal treten sie während einer Schwangerschaft auf (gewöhnlich verschwinden sie nach der Geburt). Das Karpaltunnelsyndrom soll bei Diabetes und Schilddrüsenerkrankungen gehäuft vorkommen. Es tritt nachgewiesenermaßen bei bestimmten Arbeitsbelastungen der Hände auf, bei welchen länger andauernder Druck auf die volare Handwurzel ausgeübt wird, oder wenn mit der Handwurzel auf Gegenstände aufgeschlagen wird. Die größte Gruppe wird jedoch durch die idiopathischen Fälle gebildet, wahrscheinlich bedingt durch eine leichte, unspezifische Tenosynovitis der Beugesehnen.

Bei der klinischen Untersuchung findet sich gewöhnlich eine normal aussehende Hand, bei länger bestehenden Symptomen kann eine Daumenballenatrophie vorliegen. Atrophiert ist der M. abductor pollicis brevis (APB). Bei fortgeschrittener Atrophie ist es unmöglich, den Daumen zu pronieren (Abb. 108). Bei Beklopfen des N. medianus auf Höhe des Handgelenks kann das Tinel-Zeichen (Prickeln oder das Gefühl eines Stromschlages) ausgelöst werden. Das wichtigste klinische Zeichen ist der Handbeuge- oder Phalen-Test, wobei das Handgelenk über 1 min in Beugestellung gehalten wird. Die Beugung sollte nicht unter Druck erfolgen. Wenn Taubheitsgefühl oder Parästhesien während dieser Zeit im Ausbreitungsgebiet des N. medianus auftreten, bestätigt dies die Diagnose.

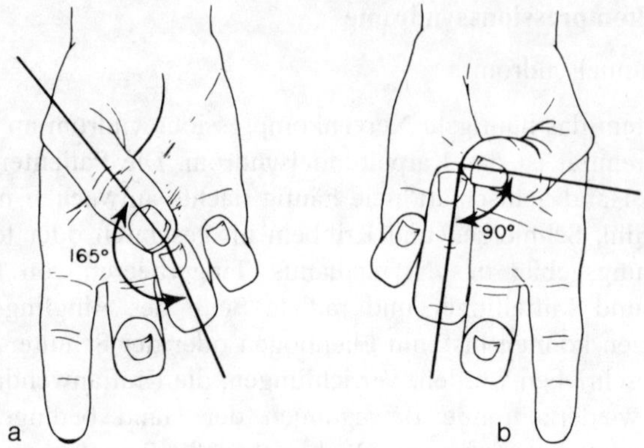


**Abb. 108.** **a** Bei intaktem N. medianus kann der Daumen soweit proniert werden, daß sich die Nägel in fast 180° gegenüberstehen. **b** Bei Ausfall des N. medianus kann der Daumen nicht proniert werden und die Nägel bilden einen Winkel von weniger als 100°

Die Differentialdiagnose beinhaltet Wurzelreizsymptome im Bereich der Halswirbelsäule, das Thoracic-Outlet-Syndrom und verschiedene periphere Neuropathien. Elektrophysiologische Untersuchungen können in bestimmten Fällen zur Diagnosefindung beitragen.

Im Frühstadium beseitigt eine Ruhigstellung des Handgelenks über Nacht (s. Kap. 3) in Neutral- oder leichter Extensionsstellung manchmal die Symptome. Die Injektionsbehandlung mit einem Steroid-/Lidocaingemisch kann in diagnostischer und therapeutischer Hinsicht nützlich sein, es muß jedoch außerordentlich sorgfältig darauf geachtet werden, nicht in den Nerv zu injizieren. Die Injektion sollte auf der ulnaren Seite des Karpaltunnels (Abb. 109) vorgenommen werden, wobei auf der Handgelenkbeugefalte sehr dicht an der Sehne des M. palmaris longus eingegangen wird. Treten Parästhesien auf, muß die Nadel zurückgezogen und mehr ulnar eingestochen werden. Es ist wichtig, daß die Injektion auf jeden Fall neben den Nerv und nicht intraneural durchgeführt wird. Die Technik ist der für die Blockade des N. medianus ähnlich. Es sollten nicht mehr als 2 ml injiziert werden, 1 ml Steroid und 1 ml Lidocain.

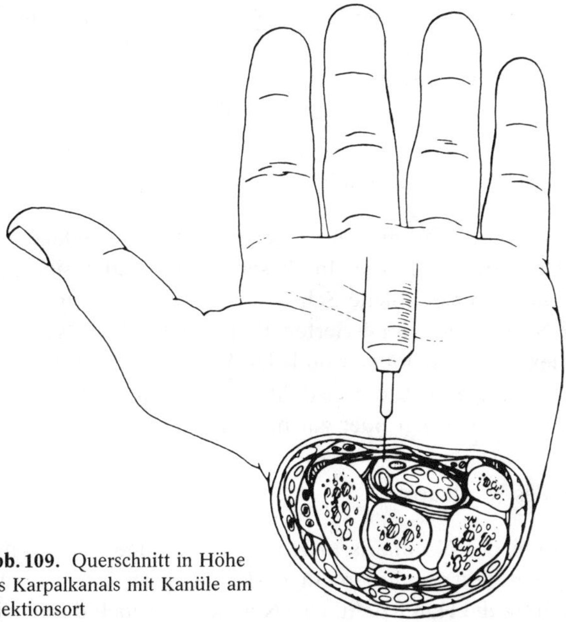

**Abb. 109.** Querschnitt in Höhe des Karpalkanals mit Kanüle am Injektionsort

Die definitive Behandlung besteht in der chirurgischen Dekompression des Karpaltunnels, oft kombiniert mit einer Neurolyse des N. medianus. Der Eingriff kann unter örtlicher Betäubung oder Leitungsanästhesie vorgenommen werden und wird aus Gründen der Sterilität am besten im großen Operationssaal durchgeführt, bei guter Beleuchtung und mit adäquaten Instrumenten. Die Inzision wird von der Mitte der proximalen Hohlhand bis in Höhe des Handgelenks angelegt. Wenn eine Schnitterweiterung nach proximal notwendig wird, wendet sich die Inzision nach ulnar, um den palmaren Hautast des N. medianus nicht zu gefährden. Es wird die Palmarfaszie inzidiert und der Nerv unmittelbar proximal des Karpalkanals identifiziert. Mit einer geschlossenen Klemme wird der Eingang in den Karpaltunnel dargestellt und das Lig. carpi transversum von proximal nach distal inzidiert, wobei sorgfältig darauf geachtet wird, daß der Nerv nicht verletzt wird. Besonderes Augenmerk muß darauf gerichtet werden, den motorischen Ast zu schonen, der in Radial-/Palmarrichtung nahe der Endaufzweigung des Nervs austritt. Der oberflächliche Hohlhandbogen am distalen Ende des Karpalkanals muß dargestellt werden, um ihn nicht zu verletzen.

### Hohe Kompression des N. medianus

Eine Kompression des N. medianus kann auch an verschiedenen Stellen des Unterarms erfolgen. In diesen Fällen findet sich eine Funktionsstörung oder deutliche Schwäche von einem oder mehreren der vom N. medianus innervierten Extrinsic-Muskeln (gewöhnlich der M. flexor pollicis longus und der M. flexor digitorum profundus des Zeigefingers). Die Sensibilitätsstörung an der Hand ist weniger deutlich ausgeprägt oder gar nicht vorhanden.

### Kompression des N. ulnaris

Die Kompression des N. ulnaris in Höhe des Handgelenks kommt selten vor, da der Nerv durch den Guyon-Kanal, der kein Synovialisgewebe enthält, in die Hand zieht. Der Nerv kann jedoch durch eine Thrombose oder ein Aneurysma der A. ulnaris, durch wiederholte Traumata der Hohlhand (Kleinfingerballen-Hammer-Syndrom), anteriore Dislokation des Ulnaköpfchens oder durch ein Ganglion, welches vom Gelenk zwischen Os pisiforme und Os hamatum seinen Ausgang nimmt, komprimiert werden. Die Behandlung des Ulnariskompressionssyndroms erfolgt in der Regel operativ.

Relativ häufig hingegen ist die Kompression des Nervs im Bereich des Ellenbogens (Kubitaltunnelsyndrom). Die Ursache kann in einem einzigen direkten Schlag auf den Ellenbogen bestehen oder als Folge eines chronischen, wenn auch leichten Druckes in diesem Gebiet auftreten. Die Symptome bestehen in Taubheitsgefühl in der ulnaren Hälfte des Ringfingers und des gesamten Kleinfingers, sowohl auf der palmaren als auch auf der dorsalen Seite, sowie in einer Schwäche der Mm. interossei, abductor pollicis, flexor carpi ulnaris und der Mm. flexor digitorum profundi des Ring- und Kleinfingers. Die vom N. ulnaris innervierten Intrinsic-Muskeln werden untersucht, indem der Patient aktiv die Finger kreuzen oder abduzieren und adduzieren soll. Diese Bewegung setzt die einwandfreie Funktion der vom N. ulnaris innervierten Mm. interossei voraus.

Die oft sehr wirkungsvolle Primärbehandlung besteht im einfachen Polstern des Ellenbogens, um dadurch die Nervenkompression beim Auflegen auf den Ellenbogen zu vermeiden. Die definitive Behandlung besteht im operativen Lösen und Verlagern des Nervs. Der Eingriff wird unter hoher regionaler oder Allgemeinanästhesie durchgeführt. Der Nerv wird im Kubitaltunnel dargestellt und sorgfältig freipräpariert. Mit besonderer Vorsicht muß darauf geachtet werden, daß die Äste für die Beuger, die unterhalb des Ellenbogens abzweigen, nicht verletzt werden. Dann wird der Nerv vor den Epicondylus medialis verlagert und kann dort (mit einer von mehreren möglichen Techniken) fixiert werden.

### Kompression des N. radialis

Der N. radialis kann in Höhe etwa der Mitte des Humerus durch langeinwirkenden Druck komprimiert werden, wodurch eine Neurapraxie entsteht, die sich in der Unfähigkeit, das Handgelenk sowie die Finger in den MCP-Gelenken zu strecken, manifestiert. Die Streckung des Daumens im Interphalangealgelenk ist gewöhnlich möglich, da sie durch die Intrinsic-Muskeln des Daumens vermittelt wird, aber sie ist nicht so stark oder komplett wie normal vorhanden. Es kann ebenfalls ein Taubheitsgefühl auf der dorsoradialen Seite der Hand auftreten, dieses ist jedoch nicht so störend wie die Bewegungseinschränkung.

Die motorische Lähmung dieses Nervs kann eine Reihe von Ursachen haben; Humerusfraktur, starke und rezidivierende Anspannung des M. trizeps brachii, eine geschlossene Quetschverletzung oder langanhaltende Druckeinwirkung. Vielleicht die am häufigsten vorkommende Ursache ist die sog. Samstagnachtlähmung. Die Bezeichnung leitet sich vom Unfallmechanismus ab: der Kompression des N. radialis in Höhe des mittleren Humerus, wenn ein Patient bis zum Koma intoxikiert ist. In dieser Situation bewegt sich der Patient nicht und der stetige langeinwirkende Druck auf den Nerv reicht aus, um eine Neurapraxie für mehrere Wochen zu erzeugen. Gewöhnlich tritt die komplette spontane Erholung innerhalb von 4 Wochen auf. Persistiert die Lähmung über diesen Zeitraum hinaus, sollten ein EMG und eine Nervenleitgeschwindigkeitsmessung durchgeführt werden. Es ist angenehmer für den Patienten und besser für die Handfunktion, wenn eine Schiene, die das Handgelenk unterstützt, getragen wird; dadurch können die Finger einigermaßen durch die vom N. ulnaris innervierten Intrinsic-Muskeln genutzt werden. Die Schiene sollte aus hygienischen Gründen und zur Durchführung von passiven Übungen regelmäßig entfernt werden.

## Erkrankungen der Gelenke

Die beiden häufigsten Arten chronischer Gelenkerkrankungen sind die rheumatoide Arthritis und die Arthrose.

Die rheumatoide Arthritis ist der Prototyp einer synovialen proliferativen Entzündung; sie beginnt in der Hand gewöhnlich mit steifen, geschwollenen und schmerzhaften Hand- und Fingergelenken. Die Synovitis am dorsalen Handgelenk wölbt die Konturen häufig vor. Oft haben oder hatten die Patienten Triggerfinger, Handgelenksynovitiden, Strecksehnenrupturen und Karpaltunnelsyndrome. Die Intrinsic-Muskeln können fibrosieren und sich verkürzen. Der Test für eine Insuffizienz bzw. Steifheit der Intrinsic-Muskulatur wird durchgeführt, indem die MCP-Gelenke passiv in Streckstellung fixiert und die DIP-Gelenke entweder aktiv oder passiv gebeugt werden. Wenn die Intrinsic-Muskeln durch die MCP-Streckung unter Zug gesetzt werden, weisen die DIP-Gelenke bei starren Intrinsic-Muskeln eine eingeschränkte Beugefähigkeit auf. Mit fortschreitender Erkrankung treten die bekannten Fingerdeformitäten mit der klassischen Ulnardeviation und dem Streckdefizit in den MCP-Gelenken auf, genauso die Schwanenhalsdeformitäten (Überstreckung im PIP-Gelenk und Beugung im DIP-Gelenk) oder die Knopflochdeformität (eine Beugedeformität im PIP-Gelenk mit

Hyperextension im DIP-Gelenk). Röntgenologisch finden sich im Frühstadium periartikuläre Arrosionen, insbesondere an den Köpfchen der Mittelhandknochen. Später zeigen sich Zerstörungen der Gelenke und sogar eine Verminderung der Knochenmasse (z. B. völlige Zusammensinterung der Handwurzelknochen).

Die Differentialdiagnosen der rheumatoiden Synovitis der Fingergelenke im Frühstadium sind Infekte (besonders Gonokokkeninfektionen), Gicht, Pseudogicht und akute kalzifizierende Tendonitis. Die Behandlung der Erkrankung erfolgt zunächst konservativ und besteht in Ruhigstellung mit Schienen, physikalischer Therapie, Patientenführung und verschiedenen medikamentösen Regimes. Es handelt sich um eine Systemerkrankung, die am besten interdisziplinär behandelt wird, wobei die Koordinierung der Behandlung von einem kompetenten Hausarzt, einem Internisten oder einem Rheumatologen übernommen werden sollte.

In den frühen Stadien der Erkrankung ist der Chirurg nicht in der Lage, dem Patienten viel anzubieten. Eine dorsale Tenosynovektomie zum rechtzeitigen Zeitpunkt kann jedoch Strecksehnenrupturen verhindern. Die Rezidive der Synovitis nehmen ihren Ursprung von kleinen, nichtexzidierten Resten, so daß eine einfache Synovektomie ohne medikamentöse Zusatzbehandlung nicht empfehlenswert ist. Bei fortschreitender Erkrankung mit auftretenden Deformitäten müssen plastische Gelenkersatzoperationen an Hand-, MCP- und PIP-Gelenken in die Überlegungen mit einbezogen werden. Die plastischen Operationen werden kombiniert mit Weichteiloperationen und rekonstruktiven Verfahren. Die Durchführung eines postoperativen physikalischen Nachbehandlungsprogramms sowie dynamische Schienungen sind essentiell. Auch Arthrodesen verschiedener Gelenke können hilfreich sein. Der Chirurg muß immer bedenken, daß eine deformierte Hand mit guter Funktion besser ist, als eine ästhetisch einwandfreie, funktionslose Hand. Bevor chirurgische Maßnahmen bei Patienten mit rheumatoider Arthritis durchgeführt werden, ist deshalb die Kenntnis der Art, wie der Patient seine Hand gebraucht, von großer Bedeutung.

Arthrosen betreffen gewöhnlich die distalen Fingergelenke und das Daumengrundgelenk (Trapezium-Metakarpal-Gelenk), können doch ebenso an den PIP-Gelenken vorkommen. Die MCP-Gelenke und das Handgelenk sind viel seltener betroffen. Die knöchernen Randwulste an den DIP-Gelenken, bekannt als Heberden-Knoten, und an den PIP-Gelenken, Bouchard-Knoten, sind typisch für diese Erkrankung. Kleine Zysten, als Schleimzysten bekannt, können an der Streckseite der distalen Gelenke auftreten. Sie stellen einen bestimmten Typ der Ganglien dar und können eine Rillenbildung des Fingernagels bewirken. Die Exzision ist sicherlich die beste Behandlung. Der Eingriff wird unter Fingerleitungsanästhesie durchgeführt. Es wird ein kleiner elliptischer Hautbezirk mitexzidiert und der Ursprung der Zyste bis in das Gelenk präpariert. Der zugrundeliegende Osteophyt wird mit einem feinen Luer entfernt. Meistens ist die direkte Naht möglich – wenn dies nicht der Fall ist, kann ein kleines Spalthauttransplantat zur Deckung benutzt werden (s. S. 181, Fingerbeerenverletzungen).

Die andere häufige Lokalisation einer Arthrose ist das Daumengrundgelenk. Die Patienten klagen über Schmerzen beim Gebrauch des Daumens bei einer Vielzahl von Aktivitäten. Die axiale Kompression des ersten Metakarpalknochens auf dem Trapezium führt zu einem mahlenden Gefühl und ist auch schmerzhaft. Der Daumen steht oft in einer Adduktionsfehlstellung mit einem deutlich hervortretenden Buckel am Grundgelenk mit Hyperextension des MCP-Gelenks. Eine differentialdiagnostische Abklärung zur Quervain-Erkrankung (s. oben) muß stattfinden.

Röntgenologisch finden sich degenerative Veränderungen der Gelenkfläche des Trapeziums und gewöhnlich eine Subluxationsstellung des ersten Metakarpalknochens auf dem Trapezium mit der charakteristischen Adduktionsfehlstellung.

Die Behandlung der Daumengrundgelenkarthrose (Rhizarthrose) im Frühstadium besteht in der Gabe von nichtsteroidalen Antirheumatika. Steroidinjektionen führen gelegentlich zu kurzzeitigen Beschwerdebesserungen. Eine „C"-Schiene, die den ersten Fingerzwischenraum weit offen hält, führt zu einer gewissen Linderung. Eine Vielzahl chirurgischer Maßnahmen wird beschrieben zur definitiven Behandlung schwer veränderter Gelenke, mit Arthrodesen, Implantationsarthroplastiken verschiedener Typen und dem einfachen Entfernen des Trapeziums mit Ersatz durch ein autologes Sehnentransplantat.

Eine posttraumatische Arthrose entsteht als Folge einer offenen oder geschlossenen Verletzung. Die Patienten klagen über Bewegungseinschränkung und häufig über beträchtliche Schmerzen. Röntgenologisch besteht eine erhebliche Gelenkspaltverschmälerung. Konservative Maßnahmen umfassen die Gabe von nichtsteroidalen Antirheumatika, Steroidinjektionen, statische und dynamische Schienen und verschiedene physikalische Behandlungsverfahren. In dieser Situation ist, genau wie bei anderen Problemen mit chronischen Bewegungseinschränkungen, ein gutes physikalisches Therapieregime, welches von einem Handtherapeuten überwacht wird, von unschätzbarem Wert. Die Patienten, denen die konservative Behandlung nicht hilft, können mit denselben operativen Maßnahmen wie die Patienten mit idiopathischer Arthrose behandelt werden.

## 8. Die Bedeutung der krankengymnastischen Übungsbehandlung

Letztlich besteht das Ziel der Behandlung einer Handverletzung im Erreichen einer guten Funktion. Zunächst sind Heilung und Stabilität wichtig. Jedoch darf nicht vergessen werden, daß die normale Handfunktion nicht nur Stabilität, sondern auch eine maximale Beweglichkeit und eine gute Sensibilität voraussetzt.

Der Heilungsprozeß ist in der Lage, die Beweglichkeit der Hand zu beeinträchtigen. Die Kombination von Ruhigstellung, Schwellung und Narbenbildung kann für die Hand wegen der evtl. resultierenden Bewegungseinschränkung deletär sein. Selbst eine kleine Verletzung kann, wenn sie eine lange Zeit der Schwellung nach sich zieht, Monate intensiver physikalischer Nachbehandlung erfordern, um eine einigermaßen akzeptable Handfunktion wiederzugewinnen. Deformität und Schmerzen können es für den Patienten unmöglich machen, seinen früheren Beruf weiter auszuüben. Um derartige Probleme möglichst gering zu halten, müssen sich alle Verantwortlichen, die Patienten mit Handverletzungen behandeln, der möglichen Gefahren bewußt sein.

### Der Einfluß der Verletzung

Die initiale Schwellung ist eine normale Antwort auf die Verletzung. Es folgt regelhaft eine entzündliche Phase. Danach beginnt die Absorption der extrazellulären Flüssigkeit durch venöse und lymphatische Drainage, dann die Narbenbildung. Verletzungen dieser Gefäße, nicht betätigte Muskeln, welche den Abstrom in die Gefäße erleichtern, externe Kompression durch einengende Kleidung und/ oder Schmuck, nicht ausreichende Hochlagerung sowie Überbeanspruchung einer verletzten Hand können die Absorption der Ödemflüssigkeit verhindern und so zur chronischen Schwellung führen.

## Die Folgen der Schwellung

Eine Schwellung kann durch Behinderung des arteriellen Zustroms und – häufiger – des venösen Abstroms zu Gewebenekrosen führen. Zusätzlich kann nicht absorbierte Ödemflüssigkeit eine übermäßige Narbenbildung zur Folge haben. Der durch das Ödem verursachte erhöhte Druck und die dadurch ausgelösten Beschwerden können zur Behinderung der aktiven Beweglichkeit führen, die zur Vermeidung von Verwachsungen so wichtig ist. Dann kommt es zur Narbenkontraktion mit Gelenksteifigkeit, Bewegungseinschränkung und Deformität. Manchmal treten zusätzlich Schmerzen auf und tragen so ihren Teil zu diesem Circulus vitiosus bei, der in der sog. Handruine endet (Abb. 110).

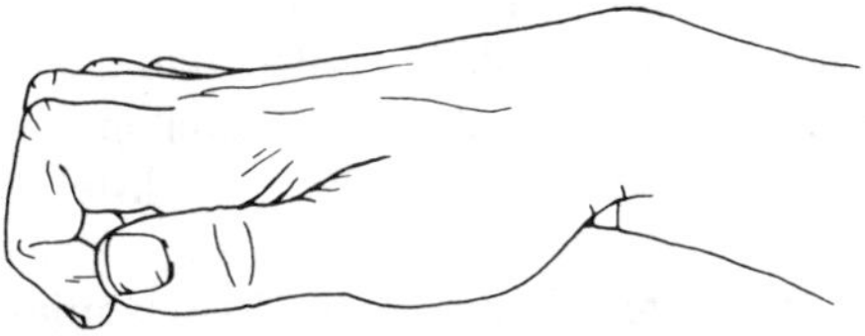

**Abb. 110.** „Handruine"

## Prophylaxe der Dysfunktion

### Ruhigstellung

In den meisten Fällen benötigt die verletzte Hand eine Ruhigstellung über eine gewisse Zeit, um den Geweben dadurch die Möglichkeit zur Heilung zu geben. Die Ruhigstellung sollte der Verletzung angemessen sein, sowohl in der Art als auch in der Dauer. Nur die Partien, die zur Heilung ruhiggestellt werden müssen, sollten geschient werden. Alle anderen Bereiche müssen frei beweglich sein, um unnötige Einsteifungen zu verhindern. Enge Einschnürungen müssen vermieden werden, seien sie durch Verbände, Schmuck oder Kleidung verursacht. Dies ist insbesondere wichtig beim älteren Patienten, bei welchem die Tendenz zu Schwellungen und

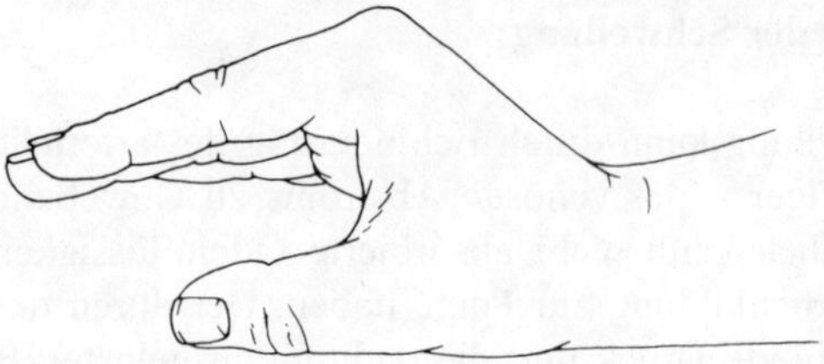

**Abb. 111.** Die Intrinsic-plus-Stellung

Gelenksteifen ohnehin höher ist, und bei Patienten, deren Hände bereits starr und steif sind. Unterarmschienen müssen so beschaffen sein, daß die Beweglichkeit in den MCP-Gelenken gewährleistet und der Daumenballen frei ist (s. Kap. 3).

Die Hand muß so ruhiggestellt werden, daß die Wahrscheinlichkeit der Einsteifung in nicht funktionellen Stellungen am geringsten ist. Das Handgelenk sollte in 30–35° Streckstellung, die MCP-Gelenke in 45–70° Beugung, die Interphalangealgelenke in leichter Beugestellung (10°) stehen, der erste Zwischenfingerraum sollte geöffnet sein (Abb. 111 und 112). Diese Stellung wird verschiedentlich als Intrinsic-plus-Stellung bezeichnet.

## Maßregeln für den Patienten

### *Hochlagerung*

Der Patient muß über die Notwendigkeit, die Hand für die Dauer der Schwellneigung in Herzhöhe oder höher zu halten, informiert sein. Die Schwellung ist dann abgeklungen, wenn ein voller Faustschluß ausgeführt werden kann und die Hautfalten am Handrücken wieder aufgetreten sind. Die Patienten müssen über entsprechende Maßnahmen zur Hochlagerung der Hand beim Liegen, Gehen und Sitzen (Abb. 112 a–e) unterrichtet sein. Eine Schlinge kann die

---

**Abb. 112. a–c** Hochlagerung der Hand im Liegen. **d** Hochlagerung beim Sitzen. **e** Hochhalten beim Stehen oder Gehen

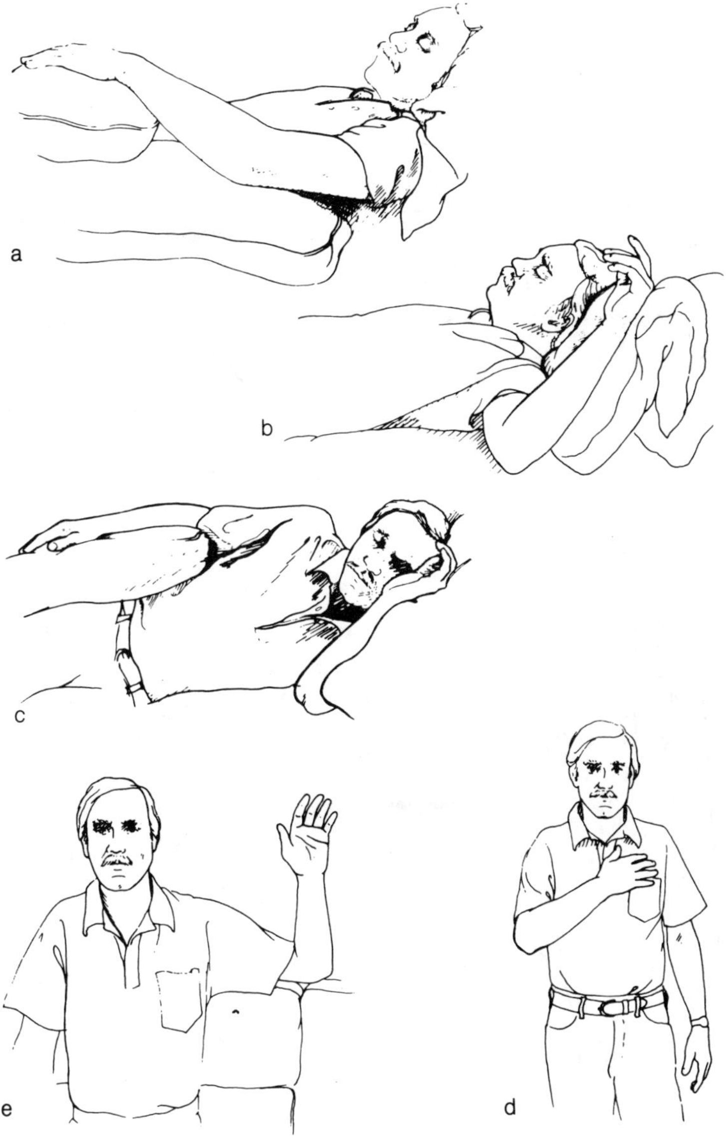
a
b
c
e
d

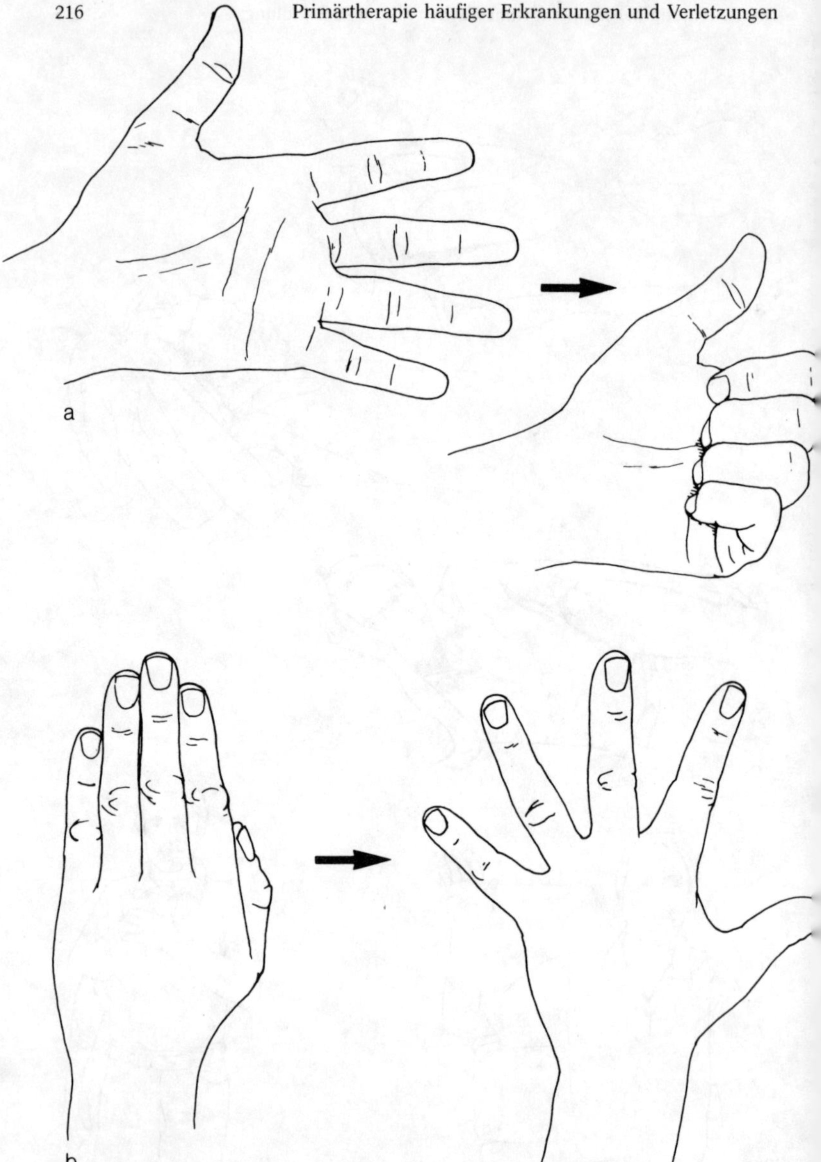
a
b

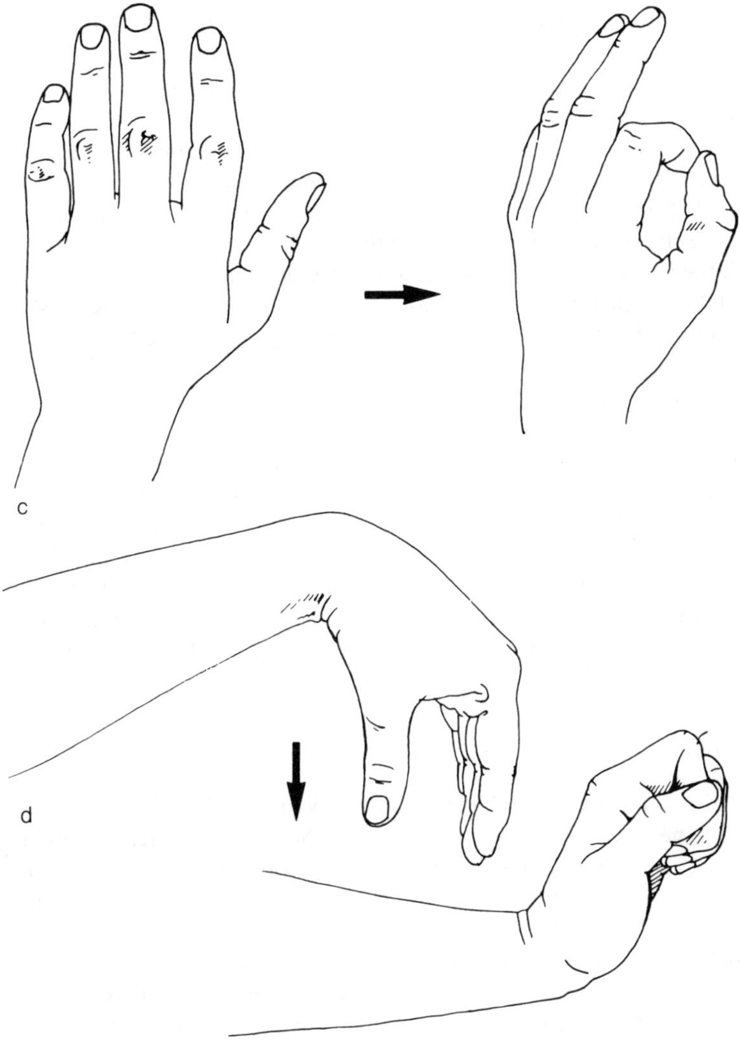


**Abb. 113.** **a** Aktive Handübungen: Fingerstreckung und -beugung bis zur distalen Hohlhandbeugefalte. **b** Adduktion – Abduktion der Finger. **c** Opponieren des Daumens zu den Langfingern. **d** Streckung – Beugung im Handgelenk

Hochlagerung unterstützen (s. Kap. 3 und Abb. 82 und 84 a, b). Wird sie jedoch dauernd getragen, kann insbesondere bei älteren Patienten eine beträchtliche Ellenbogen- und Schultersteifheit eintreten. Es ist sehr entmutigend sowohl für den Patienten, als auch für den Arzt und den Krankengymnasten, wenn die Handfunktion wieder voll hergestellt wurde, aber eine steife schmerzhafte Schulter zurückgeblieben ist. Mindestens 3- bis 4mal täglich muß der Patient die Schlinge entfernen und Schulter sowie Ellenbogen voll durchbewegen. Dabei muß darauf geachtet werden, daß die Schlinge die Hand wirklich in Herzhöhe oder sogar noch höher hält (s. Abb. 81), und nicht etwa in Höhe des Nabels, wie dies oft der Fall ist.

*Übungsbehandlung*

Krankengymnastische Übungen müssen verordnet werden. Sie sollten 4- bis 5mal täglich jeweils für kurze Zeit durchgeführt werden. Die Übungen dürfen nicht zur Zunahme der Schwellung oder zu erheblichen Schmerzen führen, sie sollten nicht die Notwendigkeit einer Schmerzmedikation oder Schlaflosigkeit zur Folge haben. Die Übungen sollen langsam, sanft und wiederholt durchgeführt werden, so lange bis die maximale Beweglichkeit erreicht ist (Abb. 113 a, b).

*Handbäder*

Sowohl warme Wasserbäder als auch Warm-/Kaltbäder können als geeignete Maßnahmen indiziert sein. Die Bäder können vor oder nach den Übungsbehandlungen oder die Bewegungsübungen können im Wasser durchgeführt werden. Ein mildes Detergens kann zur Reinigung der Wunde und der Haut zugesetzt werden. Wenn möglich, sollte ein Behälter gewählt werden, der groß und tief genug ist, um die gesamte Hand und den ganzen Unterarm in horizontaler oder leicht erhöhter Position darin baden zu können (Abb. 114). Herabhängen während des Badens kann zur Zunahme der Schwellung führen. Die Temperatur des warmen Bades sollte etwa 37 °C betragen. Viele Patienten sind der Ansicht, daß sehr heißes Wasser

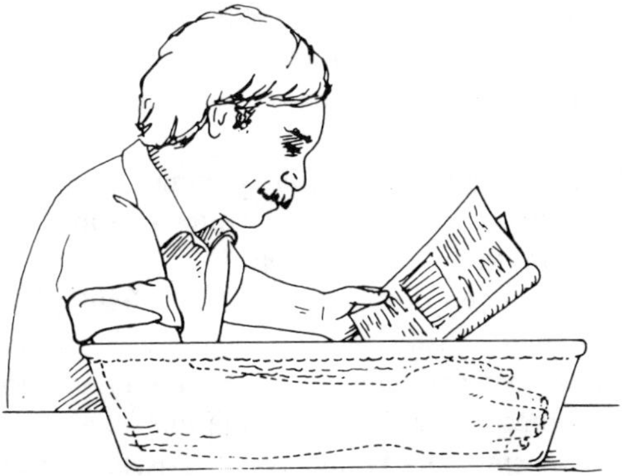

**Abb. 114.** Durchführung des Handbades

am besten ist, aber tatsächlich führt es nur zur Zunahme der Schwellung (und der Schmerzen). Genau wie bei den Übungen führen häufigere kurze Bäder zu besseren Ergebnissen als ein langes Bad. Wenn aus irgendeinem Grunde Bäder Schmerzen verursachen oder verstärken, sollten sie abgesetzt werden.

## Überweisung zum Krankengymnasten

Einige Patienten brauchen selbst nach optimaler operativer und postoperativer Versorgung eine umfassende krankengymnastische Nachbehandlung. Nicht alle Patienten erreichen eine befriedigende Handfunktion durch Befolgen der oben skizzierten Grundsätze. Manchen Patienten fehlt die dafür erforderliche Selbstdisziplin. Bei einigen gestaltet die Komplexizität der Verletzung oder der Erkrankung die selbständige Durchführung der Maßnahmen schwierig oder unmöglich; manche Patienten haben wenig Interesse, sich von einer Verletzung zu erholen, die ihnen bezahlte Freistellung von einer ungeliebten Tätigkeit gewährt. All diese Patienten profitieren erheblich von einer krankengymnastischen Nachbehandlung.

Immer mehr Abteilungen beschäftigen Krankengymnasten, die das Interesse, sowie die Ausbildung und Fähigkeit haben, die besonderen Probleme bei Patienten mit Erkrankungen oder Verletzungen der Hand zu behandeln. Ein so spezialisierter Krankengymnast (Handtherapeut) kann den Patienten mit einem individuell gestalteten und eng überwachten Übungsprogramm, dynamischen Schienungen, Muskel- und Sensibilitätstraining, Schmerzverarbeitung, Ergotherapie und psychologischer Unterstützung helfen, wieder eine gute Handfunktion zu erreichen.

Wenn aus Gründen der Entfernung eine häufige Therapie nicht möglich ist, können selbst Übungen im größeren Abstand mit Erläuterung eines zu Hause selbst durchzuführenden Programms zur erheblichen Verbesserung der Handfunktion führen.

Die Überweisung zur krankengymnastischen Nachbehandlung muß eine Beschreibung der Verletzung und des operativen Eingriffs beinhalten sowie auf evtl. Besonderheiten hinweisen. Die frühe Hinzuziehung des Handtherapeuten kann oft eine schlechte späte Funktion verhindern.

Vielleicht der wichtigste Punkt ist, daß der Patient selbst Verantwortung für seine Rehabilitation übernimmt. Eine Handverletzung ist so lange nicht ausreichend behandelt, wie die maximale funktionelle Wiederherstellung nicht erreicht wurde.

# Weiterführende Literatur


Ariyan S (1983) The hand book. 2nd edn. Williams & Wilkins, Baltimore

Beasley RW (1981) Hand injuries. Saunders, Philadelphia

Bell Sir Charles (1833) The hand. Its mechanismand rital endowments, as evincing design. Coney, Lea & Blanchard, Philadelphia

Boswick JA jr (1983) Current concepts in hand surgery. Lea & Febiger, Philadelphia

Boswick JA jr (1986) Complications in hand surgery. Saunders, Philadelphia

Boyes JH (1970) Bunnell's surgery of the hand, 5th edn. Lippincott, Philadelphia

Buck-Gramcko D, Hoffman R, Neumann R (1986) Hand trauma. A practical guide. Thieme, New York

Bunnell S (1944) Surgery of the hand. Lippincott, Philadelphia

Burton RI (1990) The hand. In: Evarts MC (ed) Surgery of the musculoskeletal system, 2nd edn. Churchill Livingstone, New York, p 273

Cailliet R (1982) Hand pain and impairment, 3rd edn. Davis, Philadelphia

Carter PR (1983) Common hand injuries and infections: a practical approach to early treatment. Saunders, Philadelphia

Chase RA (1973) Atlas of hand surgery, vol 1. Saunders, Philadelphia

Chase RA (1983) Atlas of hand surgery, vol 2. Saunders, Philadelphia

Conolly WB (1980) Color atlas of hand conditions. Yearbook Medical Publishers, Chicago

Conolly WB, Kilgore ES jr (1979) Hand injuries and infections. Yearbook Medical Publishers, Chicago

Flatt AE (1972) The care of minor hand injuries, 3rd edn. Mosby, St. Louis

Flatt AE (1983) Care of the arthritic hand, 4th edn. Mosby, St. Louis

Flynn JE (1982) Hand surgery, 3rd edn. Williams & Wilkins, Baltimore

Green DP (1988) Operative hand surgery, 2nd edn. Churchill Livingstone, New York

Hunter JM, Schneider LH, Macklin EJ, Callahan AD (1984) Rehabilitation of the hand, 2nd edn. Mosby, St. Louis

Kilgore ES jr, Graham WP III (1977) The hand: surgical and nonsurgical management. Lea & Febiger, Philadelphia

Lamb DW, Hooper G (1984) Hand conditions. Churchill Livingstone, Edinburgh

Lamb DW, Hooper G, Kuczynski MB (1988) The practice of hand surgery, 2nd edn. Blackwell Scientific, Boston

Lampe EW (1988) Surgical anatomy of the hand. CIBA Clin Symp 40 (3): 1

Lister G (1984) The hand: diagnosis and indications, 2nd edn. Churchill Livingstone, Edinburgh

Littler JW (1977) The hand and upper extremity, vol VI. In: Converse JM (ed) Reconstructive plastic surgery, 2nd edn. Saunders, Philadelphia

Lucas GL (1972) Examination of the hand. Thomas, Springfield, IL

Macnicol MF, Lamb DW (1984) Basic care of the injured hand. Churchill Livingstone, Edinburgh

Mann RJ (1988) Infections of the hand. Lea & Febiger, Philadelphia
Milford L (1988) The hand, 3rd edn. Mosby, St. Louis
Mittelbach HR (1977) Die verletzte Hand. Springer, Berlin Heidelberg New York
Moberg E (1972) Dringliche Handchirurgie. Thieme, Stuttgart
Newmeyer WL (1979) Primary care of hand injuries. Lea & Febiger, Philadelphia
Nigst H, Buck-Gramcko D, Millesi H (Hrsg) (1981) Handchirurgie, Bd 1 und 2. Thieme, Stuttgart
Omer GE jr, Spinner M (1980) Management of peripheral nerve problems. Saunders, Philadelphia
Rudigier J (1985) Kurzgefaßte Handchirurgie. Hippokrates, Stuttgart
Sandzen SC jr (1979) Atlas of wrist and hand fractures. PSG Publishing, Littleton, MA
Sandzen SC jr (1980) Atlas of acute hand injuries. McGraw-Hill, New York
Schamber D (1984) Simply performed tests of the hand. Vantage Press, New York
Semple C (1979) The primary management of hand injuries. Yearbook Medical Publishers, Chicago
Spinner M (1978) Injuries to the major branches of peripheral nerves of the forearm, 2nd edn. Saunders, Philadelphia
Spinner M (1984) Kaplan's functional and surgical anatomy of the hand, 3rd edn. Lippincott, Philadelphia
Strickland JW, Steichen JB (1982) Difficult problems in hand surgery. Mosby, St. Louis
Tubiana R, Thomine JM, Mackin E (1984) Examination of the hand and upper limb. Saunders, Philadelphia
Weckesser EC (1974) Treatment of hand injuries: preservation and restoration of function. Yearbook Medical Publishers, Chicago
Weeks PM, Wray RC (1978) Management of acute hand injuries. Mosby, St. Louis
Wolfert FG (1980) Acute hand injuries – a multispecialty approach. Brown, Boston
Wynn-Parry CB (1981) Rehabilitation of the hand, 4th edn. Butterworth, Woburn, MA
Zemner G (1982) Praxis der Handchirurgie. Barth, Leipzig

# Sachverzeichnis